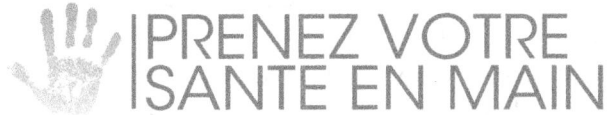

PRENEZ VOTRE SANTE EN MAIN

Guide essentiel sur la scoliose
et une grossesse sans complications

A propos du Dr Kevin Lau

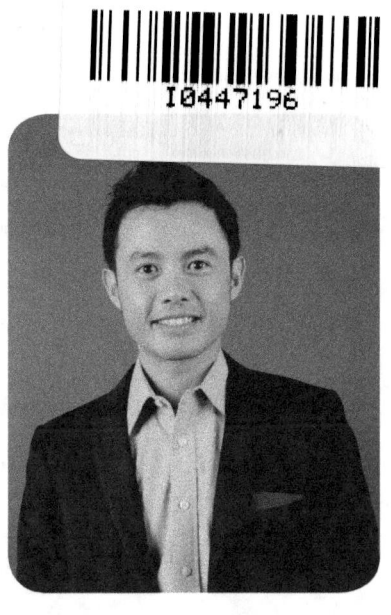

Le Dr Kevin Lau est le fondateur de Health In Your Hands (« Prenez votre santé en main »), une série d'outils pour la prévention et le traitement de la scoliose qui inclut son livre « Votre programme pour la prévention et le traitement naturel de la scoliose » (disponible en anglais, en espagnol, en chinois, en japonais, en coréen, en italien, en français et en allemand), un DVD d'exercices de prévention et de correction, ainsi qu'une application d'iPhone innovante : ScolioTrack.

Le Dr Kevin Lau est diplômé en chiropractie de l'université RMIT de Melbourne en Australie, et il possède également un Master en Nutrition Holistique. Il est également membre de la SOSORT (la Société internationale sur la scoliose orthopédique et le traitement de réhabilitation), la principale société spécialisée dans le traitement traditionnel des déformations de la colonne vertébrale. Il est aussi membre de l'Association Américaine de Chiropractie, l'association professionnelle la plus importante aux Etats-Unis.

Il fut le premier à proposer des traitements non-chirurgicaux à Singapour en 2005 en étudiant la méthode d'exercices Schroth, puis en travaillant dans une clinique ayant mis en œuvre les méthodes « Clear Institute ». Durant cette période, il s'est dévoué au développement, à la pratique et à l'enseignement de solutions non-chirurgicales contre la scoliose. Il a rédigé trois thèses « Le rôle du calcium et de la vitamine D pour la prévention d'une densité osseuse faible et la scoliose adolescente idiopathique (AIS) chez les filles pré-pubères ». Grâce à ses recherches sur les maux associés à la colonne, il a publié « Votre programme pour la prévention et le traitement naturel de la scoliose » qui a été traduit en chinois, en japonais, en espagnol, en français et en allemand. Le Dr Lau associe une éducation universitaire à toute une vie de pratique de la médecine naturelle et préventive pour offrir une approche unique des soins de santé.

La mission qu'il s'est donné est d'explorer et de partager les vérités sur la nutrition, les maladies et les soins afin de guérir et d'informer les patients sur tous les parcours existant dans le monde. Il s'est vu décerner la récompense du « Best Health-care Provider » par le Straits Time, le principal journal de Singapour, et il est passé à la télévision sur une chaîne de grande écoute, Channel News Asia.

Pour en apprendre davantage sur le Dr Kevin Lau, et pas seulement sur ce qu'il fait, veuillez visiter son site internet www.HIYH.info.

Il aimerait avoir votre avis ! Discutez avec lui sur Facebook, sur Twitter, sur Google+ ou sur son blog.

www.facebook.com/Scoliose

www.twitter.com/drkevinlau

www.gplus.to/drkevinlau

www.drkevinlau.blogspot.com

PREFACE

Dans cette nouvelle ère de l'information, internet peut être, pour les personnes qui cherchent des réponses à leurs questions sur la maladie, un outil perturbant sur lequel on ne peut pas toujours compter. Il est compliqué de déterminer quelles sont les réponses fiables qui font autorité médicalement. En vous référant à ce livre, vous trouverez les réponses tant attendues aux questions relatives à deux des plus importants aspects de la grossesse vécue avec une scoliose – la nutrition et les exercices.

Je suis honoré et reconnaissant d'avoir été choisi pour rédiger la préface de ce livre. Je trouve les efforts du Dr Lau pour écrire ce livre tout à fait louables, sachant que le sujet rend perplexe de nombreuses personnes atteintes de scoliose. Qui d'autre qu'un chiropracteur est doté de la connaissance et des capacités pour comprendre les complexités liées à une grossesse avec une scoliose ? Le Dr Kevin Lau est diplômé en chiropractie de l'université RMIT de Melbourne en Australie, et il possède également un Master en Nutrition Holistique. Il est aussi membre de la SOSORT (la Société internationale sur la scoliose orthopédique et le traitement de réhabilitation).

Il s'agit d'une source d'information merveilleuse qui peut permettre aux patientes atteintes de scoliose de vivre leur grossesse en étant en bonne santé, tout en prenant soin de leur bébé. Je recommande ce livre à toutes les femmes qui souhaitent comprendre comment la scoliose affecte leur grossesse et quelles décisions peuvent être prises pour rester en bonne santé.

Dr. Siddhant Kapoor, M.B.B.S, D.N.B.
Chirurgien orthopédique

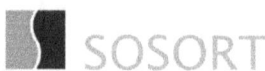

SOSORT

SOCIÉTÉ INTERNATIONALE SUR LE TRAITEMENT ORTHOPÉDIQUE ET RÉHABILITATION DE LA SCOLIOSE

En reconnaissance de sa contribution
aux soins et aux traitements conservateurs de la scoliose,

Kevin LAU, DC
Singapour

Est par la présente déclaré
Membre Associé de la SOSORT en 2012

Stefano Negrini, MD,
Italie, Président

Patrick Knott, PhD, PA-C,
Secrétaire Général

/ACA American Chiropractic Association

THE AMERICAN CHIROPRACTIC ASSOCIATION IS PLEASED TO GRANT THIS CERTIFICATE OF MEMBERSHIP TO

Kevin Lau, D.C.

I HEREBY CERTIFY THAT THIS DOCTOR OF CHIROPRACTIC IS A MEMBER OF THE AMERICAN CHIROPRACTIC ASSOCIATION, WHICH SUPPORTS PATIENTS' RIGHTS AND PATIENT TREATMENT REIMBURSEMENT, AND HAS PLEDGED TO ABIDE BY THE ACA CODE OF ETHICS, WHICH IS BASED UPON THE FUNDAMENTAL PRINCIPLE THAT THE PARAMOUNT PURPOSE OF THE CHIROPRACTOR'S PROFESSIONAL SERVICES SHALL BE TO BENEFIT THE PATIENT.

Keith S. Overland, DC
President

April 17, 2012
Date

ACA's PURPOSE
To provide leadership in health care and a positive vision for the chiropractic profession and its natural approach to health and wellness

ACA's MISSION
To preserve, protect, improve and promote the chiropractic profession and the services of Doctors of Chiropractic for the benefit of patients they serve

ACA's VISION
To transform health care from a focus on disease to a focus on wellness

Guide essentiel sur la scoliose et une grossesse sans complications

Mois après mois, apprenez tout ce qu'il faut savoir pour prendre soin de votre colonne vertébrale et de votre bébé.

Dr Kevin Lau, D.C.
Préface du Dr. Siddhant Kapoor, Docteur en médecine

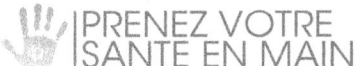

PRENEZ VOTRE
SANTE EN MAIN

Dr. Kevin Lau
302 Orchard Road #06-03,
Tong Building (Rolex Centre),
Singapur 238862.

Pour plus d'informations sur le DVD d'exercices, sur le livre audio et sur
l'application pour iPhone, Android ou sur iPad ScolioTrack, visitez:

www.HIYH.info
www.ScolioTrack.com

Imprimé aux Etats-Unis

ISBN : 1480032239
EAN-13 : 978-1480032231

L'objet de ce livre est d'apporter des informations afin d'éduquer le lecteur.
Il ne doit pas être utilisé pour diagnostiquer ou soigner des maladies, et il ne
peut en aucun cas se substituer à un avis médical, à une intervention chirurgicale ou à un traitement. Toute conséquence découlant de l'application de
ces informations sera de la seule responsabilité du lecteur. Ni les auteurs, ni
les éditeurs ne pourront être tenus responsables d'éventuels torts causés ou
prétendus être causés par l'application de ces informations. Les individus
qui sont malades ou soupçonnent de l'être sont fortement encouragés à sol-
liciter l'aide d'un professionnel de la santé certifié avant de mettre en place
le moindre protocole contenu dans ce livre.

Remerciements

Ce livre est dédié à ma famille et à mes patients, dont l'amour, le soutien et l'inspiration m'ont permis de mieux comprendre le lien qui existe entre les mécanismes de la colonne vertébrale et une santé optimisée.

Remerciements additionnels

MicroArts (Graphiste, Pakistan) — Pour avoir conçu la mise en page et m'avoir donné de multiples conseils afin de rendre le livre plus facile à lire et d'améliorer la qualité artistique générale.

Nemanja Stankovic (Illustratrice, Serbie) — Pour les merveilleuses illustrations ainsi que la magnifique couverture du livre.

Dr. Siddhant Kapoor (Editeur, Docteur orthopédique) — Pour son engagement omniprésent en quête de qualité et pour son partage de toutes les dernières recherches médicales.

Bebe Battsetseg (Modèle, Mongolie) — Pour avoir visuellement présenté les exercices contenus dans ce livre avec perfection.

Jericho Soh Chee Loon (Photographe, Singapour) – Pour toutes les photographies professionnelles des exercices.

Julia Pinlet (Traductrice, Canada) - Pour le travail consciencieux qu'elle a fourni à la traduction de ce livre destiné aux lecteurs francophones à travers le monde et pour avoir à nouveau fait preuve d'une excellente maîtrise de la langue française.

Déborah Ilhe (Editrice, France) - Pour l'attention appliquée qu'elle a portée à la relecture de mes deux manuscrits.

TABLE DES MATIÈRES

Grossesse et scoliose
Introduction

Si vous êtes intéressée par ce livre, je suppose que c'est parce que vous savez ce qu'est la scoliose et que vous vous inquiétez des conséquences qu'elle pourrait avoir sur votre grossesse. Vous avez peut être déjà réuni des informations sur la scoliose mais cette dernière fait toujours l'objet d'études et d'interrogations dans le milieu professionnel médical.

Principalement parce que les chercheurs sont encore en situation d'échec quant aux raisons et aux facteurs qui en sont à l'origine. De nombreux médecins traditionnels affirment également qu'il n'existe pas de remède à la scoliose, en dehors du port du corset et de la chirurgie.

D'un autre côté, vous rencontrerez également des médecins qui pensent que la correction chirurgicale de la scoliose n'est qu'un traitement symptomatique pour corriger la courbure. Il existe des cas mentionnés dans des revues médicales où les symptômes et les déformations dus à la scoliose sont revenus à leur stade initial moins de cinq ans après la chirurgie.

Il existe de nombreuses théories, encore en discussion, sur les facteurs à l'origine de la scoliose. Alors qu'il n'existe pas encore de cause et de traitement spécifique unanime concernant cette dernière, des données concrètes montrent qu'un régime holistique adapté, des exercices précis et un mode de vie sain peuvent aider les patientes atteintes de scoliose à vivre une existence très heureuse et sans douleur.

La grossesse est une période difficile pour toutes les femmes, peu importe que vous soyez atteinte ou non d'une scoliose. Alors qu'il existe un nombre important de symptômes, du premier trimestre à l'accouchement, il n'y a aucun moyen de connaître les symptômes spécifiques qui se manifesteront pendant la grossesse. Alors que certaines femmes souffrent de nausées pendant les premiers mois de la grossesse, d'autres ne ressentent aucune gêne. D'autres subiront des remontées acides pendant les neufs mois de la grossesse.

Bien qu'il n'y ait pas de schéma préétabli pour ce type de grossesse, il existe certaines lignes de conduite qui peuvent vous être utiles pour vivre une expérience extraordinaire. Sachant que vous portez un poids supplémentaire à l'intérieur de vous, tout au moins durant le dernier trimestre, le poids et la pression qui s'exercent sur votre colonne vertébrale sont immenses. Même les femmes enceintes qui ne sont pas atteintes de scolioses se voient conseiller de ne pas porter de poids trop lourds ou de ne pas effectuer certains exercices qui pourraient endommager leur colonne vertébrale de manière irréversible.

Les femmes enceintes atteintes de scoliose doivent être informées sur plusieurs aspects particuliers, elles doivent être attentives aux aspects réguliers de la grossesse, mais elles doivent également être davantage attentives à ce qui a causé leur scoliose. Lorsque les femmes enceintes atteintes de scoliose connaissent les complications liées à leur maladie, elles peuvent se préparer pour éviter que leur état ne se dégrade.

Il est utile pour vous de savoir que souffrir d'une scoliose pendant une grossesse n'empêche pas un accouchement normal, ni la venue au monde d'un bébé en bonne santé. Cela ne mène pas non plus à des complications pendant la grossesse. Ayez confiance et continuez à lire cet ouvrage pour connaître les éléments qui vous permettront de vous assurer que votre courbure dorsale n'affectera pas votre grossesse.

CHAPITRE 1

QU'EST-CE QUE LA SCOLIOSE ?

Une connaissance totale de ce qu'est la scoliose vous aidera à comprendre la situation de la meilleure façon possible. C'est pourquoi il est important que vous appréhendiez tous les aspects de la scoliose afin d'être en mesure de combattre la maladie en toute connaissance et en toute transparence. Il n'est pas toujours aisé de prendre le téléphone et de parler à votre thérapeute ou de vous rendre chez le médecin tous les deux jours pour obtenir des réponses à vos interrogations. Pourtant les questions liées à votre grossesse et les effets de la scoliose sur cette dernière peuvent surgir dans votre esprit curieux à chaque étape de la grossesse.

Il est probable que vous présenterez des symptômes particuliers à chaque période de la grossesse qui vous feront vous demander s'ils sont dus à votre scoliose. Les maux de dos peuvent être une réaction normale pendant une grossesse, ou ils peuvent être causés par la scoliose. Vous voudrez également savoir si les remontées acides dont vous êtes victime font partie de la grossesse ou si des changements dans votre régime alimentaire pourraient ou non les empêcher. Afin de répondre à un bon nombre des questions que vous vous posez et afin de vous rassurer, vous devez comprendre ce qu'est la scoliose, les symptômes qui pourraient apparaître à chaque étape de votre grossesse, la manière dont chacun de ces symptômes peut se détériorer pendant la grossesse, les facteurs qui sont à l'origine de la maladie et la façon dont cette dernière peut affecter votre enfant.

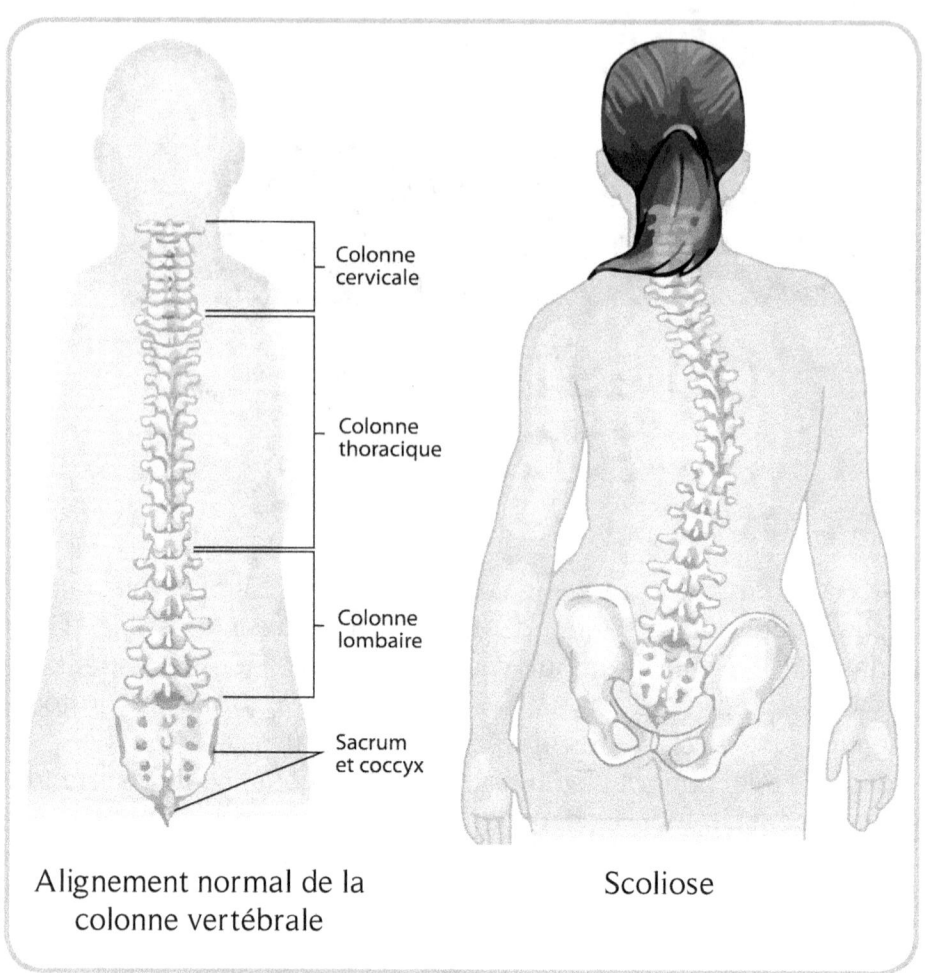

Colonne
cervicale

Colonne
thoracique

Colonne
lombaire

Sacrum
et coccyx

Alignement normal de la
colonne vertébrale

Scoliose

Il est également important de vérifier toutes les options de traitement possibles qui sont à votre disposition pour lutter contre la scoliose et de comprendre que vous n'êtes pas seule. De nombreuses femmes sont enceintes alors qu'elles sont atteintes de scoliose. La scoliose progresse plus vite chez les femmes que chez les hommes, mais nombre d'entre elles parviennent également à avoir un accouchement normal.

Sans aiguiser davantage votre curiosité, commençons par aborder les différents aspects de la scoliose.

La scoliose est une maladie qui affecte 3 à 5 personnes sur 1.000 dans le monde, et plus de 7 millions de personnes en sont atteintes aux

Etats-Unis. Assez ironiquement, une grande partie de ces personnes sont atteintes de cette maladie sans le savoir, principalement parce que la plupart des médecins ne détectent pas les symptômes bénins de la scoliose. Parfois, ces symptômes sont simplement ignorés volontairement car le patient est trop âgé pour subir des traitements invasifs qui pourraient être dangereux.

Etant donné qu'il n'existe aucun accord unanime quant à l'origine de la scoliose et au traitement de sa forme la plus bénigne, la plupart des médecins décident simplement de ne pas en parler au patient. Plus loin dans ce livre, vous verrez comment demander de l'aide à un ami ou vérifier vous-même, chez vous, si vous devez vous inquiéter et si vous devrez consulter votre médecin pour confirmer ou non la présence d'une scoliose.

Le terme « scoliose » vient du grec « skolios » qui signifie tordu. En effet, en cas de scoliose, la colonne vertébrale des patients est anormalement courbée. Lorsque vous observez une colonne normale vue de l'arrière, elle apparaît droite. La vue de face de la colonne doit également être une ligne droite chez les personnes qui ne sont pas atteintes de scoliose. Chez celles qui en sont atteintes, la colonne est courbée.

La courbure peut apparaître à divers endroits selon les femmes. Dans certains cas, il n'y a qu'une seule courbure, alors que dans d'autres il y a plusieurs courbures à différents endroits le long de la colonne. Dans la plupart des cas, la colonne suit la forme d'un S ou d'un C.

Chez de nombreuses personnes, la scoliose apparaît entre l'âge de 10 et 15 ans. La plupart des cas sont diagnostiqués dans cette tranche d'âge. La maladie est plus courante chez la femme et le taux est de 3,6 pour 1 par rapport aux hommes. Chez les femmes, il faut être davantage attentif à la scoliose, car la maladie a tendance à progresser plus rapidement. Le ratio femmes/hommes souffrant d'une courbure de plus 30 degrés est encore plus parlant puisqu'il atteint un taux de 10 à 1. En tant que femmes, vous êtes également huit fois plus susceptibles de développer une courbure qui nécessitera une attention immédiate et particulière.

Si vous avez été diagnostiquée comme étant atteinte d'une scoliose, il y a de fortes chances que vous suiviez déjà un traitement. Assurez-vous bien de suivre le meilleur traitement possible pour vous et pour votre bébé lors de la grossesse afin d'éviter toutes sortes de traitement, de thérapie physique et de chirurgie qui pourraient aggraver la situation.

Il est également vrai que la plupart des cas de scoliose (environ 4 sur 5) présentent une courbure inférieure à 20 degrés. Ces courbures ne sont pas détectées lors des examens médicaux ordinaires et elles peuvent donc passer inaperçues dans la plupart des cas. Elles ne sont pas non plus visibles quand vous êtes debout, que vous marchez ou que vous êtes assise. Si vous avez atteint le stade de la maturité du squelette, vous n'avez pas besoin de traiter ces courbures mineures.

Cependant, lorsque vous êtes enceinte, même les plus petites courbures allant jusqu'à 20 degrés peuvent entraîner des problèmes plus graves. Si vous pensez être atteinte de scoliose, vous devez subir un examen et obtenir un diagnostic, afin de pouvoir prendre les précautions nécessaires pour faciliter votre chemin jusqu'à l'accouchement. Il existe des exercices que vous pouvez mettre en pratique pour rendre ces neufs mois plus supportables. Il existe également un régime alimentaire idéal dans les cas de scoliose (que nous évoquerons au chapitre 11) qui vous garantit d'obtenir tous les nutriments nécessaires pour assurer la bonne santé de votre colonne vertébrale et celle de votre bébé.

Si votre scoliose a été détectée lorsque vous étiez adolescente, il sera bénéfique de la faire vérifier régulièrement. En effet, il est peu probable que vous ayez atteint la maturité du squelette durant cette période de votre vie, et par conséquent les risques que la courbure se soit aggravée sont importants.

Il arrive que la scoliose soit confondue avec la cyphose, une déformation de la colonne qui peut être observée de profil. Cela signifie que lorsque vous regardez la colonne de face, elle semblera normale car la courbure n'est pas détectable vue sous cet angle. La colonne peut pencher vers l'avant de manière anormale donnant à la personne une allure bossue. Le mot « anormale » est primordial car la colonne penche et se courbe naturellement d'avant en arrière au milieu de la colonne, au niveau de la partie appelée « colonne thoracique ».

La lordose est une autre maladie qui est souvent confondue avec la scoliose. Principalement car les deux maladies se ressemblent et qu'elles sont toutes deux liées à la courbure de la colonne. Tout comme pour la cyphose, la courbure due à la lordose ne peut être observée que de profil. En observant une radiographie de face ou de dos, la colonne semblera droite. La courbure anormale n'est visible que de profil et la colonne semble se pencher vers l'arrière de façon anormale. Ici encore, la courbure naturelle vers l'arrière de la colonne qui est visible au niveau la région supérieure de la colonne appelée « cervicale » ou de la région inférieure appelée « lombaire » ne doit pas être confondue avec la lordose.

Si vous êtes atteinte de scoliose et que vous vous inquiétez de la façon dont vous allez gérer cette maladie, ne paniquez pas. Le simple fait que vous lisiez ce livre montre que vous êtes vers la bonne voie et que vous êtes curieuse d'en apprendre davantage sur les différents traitements et les différentes thérapies qui existent.

La scoliose est généralement traitée grâce à différentes options : des thérapies d'exercices, le port d'un corset ou la chirurgie. Certains médecins holistiques veillent également à ce que leurs patientes aient une alimentation saine pour les aider à développer une colonne vertébrale saine et à rester en bonne santé. C'est ce que j'explique dans mon premier livre « Votre programme pour la prévention et le traitement naturel de la scoliose ». L'approche holistique est généralement une bonne option pour celles qui sont enceintes, car le traitement convient également parfaitement aux enfants. Cette approche aide également à réduire les risques de scoliose congénitale chez votre bébé.

Lorsque vous vous rendez chez le médecin avec vos inquiétudes sur une éventuelle scoliose, il est important de connaître les signes et symptômes que vous présentez. Cela signifie que vous devez, dans la mesure du possible, être informée des spécificités de votre scoliose. Il est également important pour les femmes enceintes atteintes de scoliose de connaître ces symptômes et d'être ainsi en mesure de les identifier très tôt chez l'enfant dans le cas où la maladie aurait été génétiquement transmise.

La scoliose est une maladie qui partage des liens avec la génétique, c'est pourquoi il est important pour les mères atteintes de scoliose de bien connaître les facteurs à l'origine de la maladie. Sachant qu'il y a davantage de risques que votre enfant développe la maladie dont vous souffrez, connaître les facteurs qui peuvent potentiellement déclencher la scoliose pourra vous aider dans de nombreux cas.

Les examens effectués à l'école peuvent également vous aider à détecter la scoliose très tôt. La scoliose moyenne chez les adolescents est d'environ 30 degrés, et elle s'aggrave de 7 degrés par an si elle n'est pas contrôlée. En détectant la scoliose très tôt, vous devriez être en mesure de maîtriser son développement, fait particulièrement important pour les jeunes filles qui montrent des détériorations plus importantes.

De plus, il existe différentes sortes de scoliose. Si vous êtes en mesure d'identifier le type de scoliose dont vous souffrez, il vous sera plus facile de maîtriser la maladie. Cela vous aidera à mieux prendre soin de vous lorsque vous serez enceinte. Vous trouverez ci-dessous une liste de certains types de scoliose. Parfois, certaines personnes n'appartiennent pas à une seule catégorie mais à plusieurs types.

- *Scoliose congénitale* — Ce type de scoliose est une déformation anormale de la colonne de naissance.

- *Scoliose idiopathique* — Ce type de scoliose apparaît sans raison particulière. La plupart des scolioses sont classées ainsi car l'origine réelle de la maladie n'est pas encore connue. De nombreuses scolioses chez les jeunes enfants, les adolescents et les adultes sont classées comme idiopathiques car il n'existe pas de facteur, de maladie ou d'événement précis à l'origine de la maladie. On estime le pourcentage de scolioses idiopathiques à environ 80 % et la plupart apparaissent chez les jeunes adolescentes. Lorsque la maladie se présente avant l'âge de 3 ans, il s'agit de scoliose idiopathique infantile. Si la scoliose est diagnostiquée entre 3 et 10 ans, il s'agit de scoliose idiopathique juvénile et après 10 ans, on parle de scoliose idiopathique adolescente.

- *Scoliose neuromusculaire* — Dans certains cas les patients développent une courbure de la colonne vertébrale due à d'autres maladies. Dans la plupart des cas, il s'agit d'un symptôme secondaire d'une pathologie. Si quelqu'un souffre d'une maladie qui entraîne un mauvais contrôle des muscles ou des faiblesses musculaires, les risques de développer une scoliose sont importants. Le spina bifida, l'atrophie musculaire de la colonne, la paralysie motrice centrale, la maladie de Marfan, les traumatismes ou les chocs sont certaines des maladies qui ont été associées à la scoliose dans de nombreux cas. La scoliose neuromusculaire est généralement très grave et nécessite toujours un traitement agressif.

- *Scoliose dégénérative* — Lorsque la scoliose est détectée pour la première fois chez l'adulte, il s'agit généralement de la scoliose dégénérative. Ce type de scoliose apparaît en raison d'une multitude d'autres facteurs tels que l'arthrite, la spondylarthrite ou la dégradation des ligaments, des tissus mous et des muscles qui soutiennent le dos. Parmi les autres facteurs, on trouve l'ostéoporose, la dégénérescence discale et les fractures par tassement vertébral. Dans certains cas, la posture et un mauvais mode de vie peuvent en être la cause.

- *Scoliose fonctionnelle* — La scoliose fonctionnelle peut être causée par la déformation d'une autre partie du corps. Une jambe plus courte ou des spasmes musculaires dans le dos peuvent entraîner une scoliose de ce type.

- *Autres causes de la scoliose* — Parfois la scoliose est aussi connue pour être causée par des tumeurs de la colonne comme les **ostéomes ostéoïdes** ; des tumeurs bénignes qui apparaissent généralement sur la colonne et causent d'horribles douleurs au niveau du dos. La douleur est l'une des raisons principales pour lesquelles les gens ont tendance à adopter une posture plus confortable, d'où le fait que la courbure du dos est plus prononcée d'un côté du dos. Avec le temps, cela peut causer une déformation de la colonne menant à la scoliose.

CHAPITRE 2

LES FACTEURS A L'ORIGINE DE LA SCOLIOSE

La scoliose est une des nombreuses maladies que les chercheurs et les professionnels de la médecine ne parviennent pas encore à maîtriser complètement. Son origine exacte n'a pas encore été déterminée aujourd'hui. Cependant, il n'y a pas lieu de s'inquiéter car certains facteurs sont déjà connus comme étant prépondérants dans le développement de la scoliose. Parmi ces facteurs que les médecins considèrent comme influant sur l'apparition et la progression de la scoliose, on trouve les déséquilibres hormonaux, les défaillances mécaniques et génétiques ainsi qu'une mauvaise alimentation.

A l'heure actuelle, des recherches sont encore effectuées afin de comprendre l'origine exacte des déformations de la courbure de la colonne. Certains chercheurs universitaires estiment qu'une meilleure interprétation des différentes conditions associées peut permettre une meilleure compréhension des facteurs à l'origine de la scoliose. Ces experts ont étudié ces maux et ont découvert certaines des causes les plus probables de l'apparition de la scoliose. Ainsi, même si nous ne connaissons pas exactement les causes de la scoliose, connaître les différents facteurs qui peuvent être à son origine peut nous permettre d'éviter son apparition ou de contrôler son évolution. Vous pourrez vous assurer de donner naissance à un bébé en meilleure santé et qui présentera moins de risques de développer une scoliose, même si vous souffrez de cette maladie vous-même, en faisant en sorte d'éviter certains facteurs de risques dans votre vie.

Le manque de magnésium est la première chose qui doit être mentionnée lorsque l'on étudie les causes de la scoliose. De nombreuses personnes atteintes d'une maladie cardiaque appelée Prolapsus de la valvule mitrale (PVM) sont également disposées à développer une scoliose. Une étude menée en Inde montre que 55 % des enfants diagnostiqués comme atteints du Prolapsus de la valvule mitrale (PVM) présentent une scoliose. Le PVM est considéré comme étant similaire à la scoliose en ce sens qu'il touche plus de femmes que d'hommes. Les symptômes de ces deux maladies s'aggravent au moment de la puberté.

Le Dr. Roger J. Williams, un des premiers partisans du Typage Métabolique et auteur du livre révolutionnaire « Individualité biochimique » a mentionné que des régimes adéquats pour les jeunes enfants ne sont pas suffisants pour les adolescents, surtout ceux qui entrent en période de puberté. Si le régime n'est pas modifié selon les besoins nutritionnels nécessaires pour le corps à ce moment là, différentes carences vont apparaître. Il a également été observé que 85 % des patients diagnostiqués comme souffrant d'un Prolapsus de la valvule mitrale présentent également des carences en magnésium. Dans certaines études, les patients atteints de MVP qui absorbent des compléments en magnésium observent un soulagement au niveau des symptômes.

De plus, les carences en magnésium ont également été identifiées comme étant à l'origine de l'ostéoporose et de l'ostéogénie, deux maladies qui sont intrinsèquement liées à la scoliose. Il est également reconnu que les carences en magnésium peuvent causer des contractions musculaires, un problème que nous connaissons déjà comme étant à l'origine de la scoliose.

La vitamine K est l'autre nutriment qui a un effet important sur l'existence d'une scoliose. De nombreuses études ont été réalisées et montrent que les carences en vitamine K sont associées à des saignements excessifs comme dans le cas de menstruations prolongées. D'autres problèmes liés à une carence en vitamine K peuvent inclure du sang dans l'urine (hématurie), des hématomes, des saignements gastro-intestinaux, des saignements de nez et plus encore. Cette maladie est associée à l'ostéoporose, une autre maladie qui apparaît souvent parallèlement à la scoliose.

L'hypooestrogénisme ou des niveaux d'œstrogène bas ont également été liés à la scoliose. Si vous avez des taux d'œstrogène bas, vous êtes davantage susceptible d'avoir de l'ostéoporose ou de l'ostéopénie, deux maladies qui accompagnent souvent la scoliose.

Les femmes qui entretiennent un poids peu élevé pour des raisons professionnelles ou autres ont tendance à avoir de faibles taux d'œstrogène. De nombreuses études réalisées auprès de femmes qui entretiennent un poids peu élevé afin de rester minces montrent qu'elles présentent un taux plus élevé de scoliose. Par exemple, une étude montre que les danseuses étoiles sont davantage enclines à développer une scoliose et des fractures de fatigue pouvant atteindre des taux 24 à 40 % supérieurs à la normale. Dans l'une des études, le taux de scoliose chez des gymnastes rythmiques était 10 fois plus élevé comparé à un groupe de contrôle. Les athlètes féminines sont également réputées pour avoir un taux de scoliose supérieur à la moyenne. D'autres aspects associés à l'hypooestrogénie sont les fractures, les problèmes d'hyper-mobilité, un déclenchement latent de la puberté et une masse corporelle faible.

Les carences en vitamine D et en zinc ont également été associées à une forte probabilité de développer une scoliose. Ceux qui entretiennent un régime alimentaire faible en zinc et en vitamine D ont tendance à présenter une maladie liée à l'affaissement du sternum, appelé scientifiquement le pectus excavatum, une autre maladie souvent présente parallèlement à la scoliose.

En résumé, les carences en magnésium, en zinc, en vitamines K et D, en sélénium et les faibles taux d'œstrogène peuvent augmenter les risques de développer une scoliose. Certains experts croient également que la scoliose est liée au patrimoine génétique. Il s'agit d'un facteur causal généralement accepté. Alors que les recherches à ce sujet se poursuivent, le gène CHD7 a été associé à l'existence d'une scoliose dès la naissance.

L'hypothèse selon laquelle la scoliose est une maladie génétique peut être confirmée ; si vous avez un proche qui souffre de scoliose, il y a 25 à 35 % de risques que vous développiez cette même maladie. Si vos deux parents sont atteints de scoliose, vous avez 40 % de risques de développer la maladie. Si vous et votre compagnon souffrez d'une scoliose, il existe également 40 % de risques que votre enfant développe une scoliose. Cependant, prendre des précautions, comme suivre un régime nutritif qui permet de lutter contre les incidences de la scoliose avant, pendant et après la naissance de votre bébé peut aider à réduire les risques de transmettre la même maladie.

Cependant, il est également connu que des jumeaux génétiquement identiques ne partageront pas toujours les mêmes maladies. Cela prouve que la scoliose peut également être causée par des facteurs non génétiques.

En tant que parent, il est de votre devoir de tout connaître sur cette maladie afin de vous assurer de tout faire pour réduire les risques de la transmettre à votre enfant. Vous devez faire preuve de vigilance quant aux symptômes de la scoliose chez vos enfants afin de pouvoir détecter la maladie très tôt et l'empêcher de se développer davantage. Assurez-vous de tester vos enfants régulièrement. Faites de la pratique d'exercices une routine quotidienne pour toute la famille afin de maintenir, pour chacun, une colonne vertébrale en bonne santé et bien droite. Suivez un régime alimentaire compatible avec la scoliose (comme détaillé plus tard dans le chapitre 11) pour que toute la famille soit en bonne santé et mène une vie sans encombre.

Ayant traité une multitude de patients atteints de scoliose au fil des années, j'ai rencontré de nombreuses personnes qui souhaitaient savoir si l'origine de leur scoliose venait d'une mauvaise position pendant le sommeil, du port de poids lourds ou de pressions importantes sur les muscles. Bien que ces causes apparaissent comme des facteurs logiques, ce n'est pas tout à fait exact. Mais il est vrai qu'en étant atteinte d'une scoliose et en souffrant d'une colonne courbée, vous êtes susceptible de ressentir des niveaux de douleurs, d'inconfort et de tension plus importants lorsque vous soulevez des poids ou que vous dormez dans une certaine position.

Bien que les chercheurs essaient encore de déterminer une cause unique à l'apparition de la scoliose, il s'agit toujours d'une affection médicale qui peut être due à de nombreux facteurs. Il est maintenant accepté que la scoliose soit due à des anomalies aux niveaux structurel, neurologique, biochimique ou génétique.

Avec le temps et après avoir observé les antécédents médicaux de milliers de patients atteints de scoliose, j'ai été amené à la conclusion que un ou plusieurs des facteurs suivants amènent à l'apparition de la scoliose : des gènes défectueux, des forces biochimiques non naturelles, une mauvaise alimentation et une nutrition inappropriée, une asymétrie physique, des problèmes au niveau du cerveau et des déséquilibres hormonaux à l'origine de carences en œstrogène.

CHAPITRE 3

LA SCOLIOSE ET LA GROSSESSE – LE LIEN

Tout d'abord, la scoliose n'est pas une maladie qui devrait vous empêcher de profiter des joies d'être mère. Si vous êtes atteinte de scoliose, il n'y a pas lieu de vous inquiéter ou de vous abstenir de devenir mère. Tout ce que vous devez savoir, c'est que la scoliose est liée à la génétique et qu'il existe donc un risque plus élevé que votre enfant développe cette maladie par rapport à un enfant dont les parents ne sont pas atteints de scoliose.

Un autre aspect important que vous devez garder à l'esprit est que, si vous souffrez d'une colonne courbée, vous devrez être un peu plus prudente pendant la grossesse et après l'accouchement pour ne pas vous blesser. Cette vigilance est nécessaire car le bébé ajoutera de la pression sur votre colonne, et vous devrez donc être plus attentive pour vous assurer que vous et votre bébé êtes tous deux en sécurité tout au long de la grossesse.

La plupart des chercheurs croient que la scoliose est spécifiquement liée aux gènes. C'est en majorité le cas, car un grand nombre de cas idiopathiques et congénitaux sont observés chaque année. Les gènes sont responsables de votre apparence, de la façon dont vous vous comportez, de certaines choses que vous ressentez ; mais ils définissent également les maladies auxquelles vous êtes prédisposées. Ces gènes augmentent le risque de contracter certaines maladies.

Il est vrai que la scoliose est liée à la génétique. Pourtant, cela ne veut pas dire que chaque enfant né d'une mère atteinte de scoliose développera la même maladie. Il est encourageant de savoir que même si nos enfants possèdent nos gènes, cela ne signifie pas que nous n'avons aucun contrôle sur ces derniers. Bien que vous n'ayez pas la possibilité de changer vos gènes, vous pouvez agir sur la façon dont ils vont s'exprimer. Les gènes peuvent littéralement être activés ou désactivés par des facteurs environnementaux divers, comme la nutrition, les aliments et le mode de vie. Ainsi, nous pouvons réduire les effets négatifs de certains gènes sur notre corps et notre esprit. Le dépistage génétique est devenu accessible au public en 2009. Mais il reste encore beaucoup de recherches à réaliser dans ce domaine. Cependant, beaucoup de découvertes ont déjà été effectuées en ce qui concerne la scoliose, nous connaissons la façon dont certains gènes affectent la progression de la courbure. Etre en mesure de savoir si une chirurgie est nécessaire ou non est d'ores et déjà une grande découverte. Cela nous aide également à comprendre à quel point nous avons la possibilité de corriger la maladie grâce à un régime alimentaire sain et à de l'exercice.

Est-ce que la génétique peut aider ?

Il est intéressant de constater que la génétique offre un nouvel espoir pour les patients atteints de scoliose, bien que les recherches portant sur les femmes enceintes soient encore en cours.

Cependant, dans le cas de certains types de scoliose, comme les formes congénitales de la maladie, un dépistage génétique prénatal peut indiquer la présence de maladies comme la neurofibromatose, la dystrophie musculaire et certains types de myopathies. De plus, les échographies routinières réalisées à plusieurs stades de la grossesse peuvent également signaler des anomalies au niveau de l'évolution de la colonne vertébrale du fœtus.

Néanmoins, les experts signalent que des occurrences multiples dans une seule famille ne sont pas très communes, les risques qu'une mère atteinte de scoliose transmette la maladie sont peu probables.

Une étude réalisée sur le génome humain montre qu'il existe des marqueurs de polymorphisme nucléotidique dans l'ADN. Ces derniers ont été associés à la scoliose idiopathique de l'adolescent. Cinquante trois marqueurs génétiques ont été identifiés, et la scoliose est considérée comme étant une déformation biochimique. Il a également été suggéré que le taux et le niveau de progression dépendaient des forces asymétriques suivant la loi de Hueter-Volkmann, qui affirme que la déformation de la colonne peut être entraînée par des pressions gravitationnelles et des forces asymétriques.

La santé du bébé est bien sûr une préoccupation lorsque la mère est atteinte de scoliose, mais l'autre préoccupation concerne l'inquiétude des femmes pour leur propre santé après l'accouchement. Vous êtes peut-être inquiète de savoir comment la scoliose va être affectée par une grossesse et comment l'accouchement va influer sur la courbure de votre colonne. Ces inquiétudes sont positives, et il existe des précautions que vous pourrez prendre pour assurer un accouchement sans problème. Cependant, il n'y a pas de raison d'être inquiète car il est possible, malgré la scoliose, d'avoir un accouchement normal sans complication et de donner naissance à un bébé en bonne santé. Bien que votre enfant présente plus de risques de développer une scoliose, il existe de nombreuses thérapies nutritionnelles qui peuvent aider à réduire ces risques. Si vous savez que vous êtes atteinte de scoliose et que vous prenez toutes les précautions nécessaires relatives à votre alimentation pendant votre grossesse, vous serez peut-être en mesure de prévenir totalement l'apparition de la maladie.

Notre corps possède des trillions de cellules, et chaque cellule possède de l'ADN - le code génétique que nous portons tous. Il faut des générations et des générations pour transformer ce code et le « réécrire ». En plus des gènes, il existe des éléments chimiques appelés marqueurs épi génétiques. Ces substances chimiques envoient des instructions à vos gènes. Ainsi, elles sont en mesure d'activer certains gènes et d'en désactiver d'autres. Ce qui est particulièrement intéressant, c'est que la consommation de certains aliments peut activer les marqueurs épi génétiques qui pourront à leur tour activer ou désactiver les gènes. Ce qui signifie, pour les mères atteintes de scoliose, que le fait de consommer les bons aliments permet de désactiver les marqueurs épi génétiques qui agissent sur les gènes responsables de la scoliose ; vous assurant ainsi que ces gènes ne soient pas transmis au fœtus.

L'étude menée à l'institut médical de génétique du centre médical du Cedars-Sinaï a montré que la scoliose pouvait également être due aux mutations d'un gène spécifique. La même étude montre également que des niveaux appropriés de calcium sont nécessaires pour assurer un bon développement de la colonne lorsque le fœtus se développe dans l'utérus. Cette étude nous donne toutes les raisons de croire que la nutrition joue un rôle essentiel dans la probabilité de contracter une scoliose, même parmi ceux qui y sont génétiquement prédisposés.

Toutes les recherches et témoignages montrent que même les femmes atteintes de scoliose peuvent profiter d'une grossesse normale.

Une étude pertinente menée par Phillip Zorab et le Dr David Siegler sur 64 femmes atteintes de scoliose montre que ces femmes ne rencontrent pas de complications médicales sérieuses. Même si 17 % des femmes ont signalé être davantage essoufflées et 21 % ont signalé souffrir de maux de dos, les deux groupes considéraient la grossesse comme étant gérable. De plus, la plupart des femmes ont vécu un accouchement normal, seuls 17 % ont nécessité une césarienne, et ce pour raisons obstétriques.

Le fait demeure que les femmes enceintes risquent davantage de voir leur scoliose s'aggraver que les femmes qui ne sont pas enceintes. Il est donc nécessaire de faire particulièrement attention au régime alimentaire, aux exercices, à la posture, aux positions pendant le sommeil et aux positions lors de l'accouchement. Obtenir des informations sur ces aspects peut faire toute la différence si l'on veut une grossesse normale, saine et sans encombre.

De plus, il a été observé que les femmes qui suivent les consignes mentionnées précédemment ne rencontrent pas autant de complications après l'accouchement que celles qui ne les ont pas observées.

Certaines femmes croient qu'il est nécessaire de subir une chirurgie afin de corriger leur scoliose avant de concevoir un enfant. Cela n'est pas nécessaire si vous connaissez le test de pronostic ScoliScore AIS. Ce nouveau test génétique étudie l'ADN de patientes atteintes de scoliose idiopathique adolescente et détecte la probabilité de détérioration de la courbure de la colonne vertébrale. Ce test peut aider les médecins à décider si la chirurgie sera nécessaire ou non pour la patiente. Un grand nombre de personnes (entre 85 et 90 %) qui sont diagnostiquées comme souffrant d'une scoliose idiopathique adolescente (AIS) n'ont pas besoin de chirurgie en cas de courbure légère. Cela signifie que si votre scoliose présente un angle de Cobb compris entre 10 et 25 degrés, il ne faut pas vous inquiéter d'une éventuelle intervention ou d'une chirurgie. Des exercices appropriés et une bonne alimentation peuvent vous assurer, à vous et à votre bébé, une vie en bonne santé. Ce test s'est révélé exact dans 99 % des cas, et il est donc particulièrement fiable.

Ceci étant dit, il est important de savoir que votre grossesse pourrait entraîner une certaine détérioration de votre courbure vertébrale. La façon dont votre grossesse se déroulera vous aidera à décider si vous pourrez avoir un accouchement naturel ou si vous aurez besoin d'une césarienne. Dans certains cas, il existe des complications qui pourraient mener à une anesthésie par péridurale. Cependant, ce ne sont pas des complications ingérables pour un bon anesthésiste et pour un gynécologue compétent.

Qu'est ce que l'angle de Cobb ?

Le terme « angle de Cobb » est utilisé dans le monde entier pour mesurer et quantifier la magnitude de la déformation de la colonne vertébrale, en particulier dans les cas de scolioses. L'angle de Cobb est LA norme pour évaluer une scoliose approuvée par la Société de Recherche sur la Scoliose. Il est utilisé comme mesure standard pour déterminer et suivre la progression d'une scoliose. L'angle de Cobb a d'abord été décrit en 1948 par le Dr John R. Cobb dans sa description de la manière dont mesurer l'angle de la courbure de la colonne vertébrale. D'où le terme éponyme « angle de Cobb ».

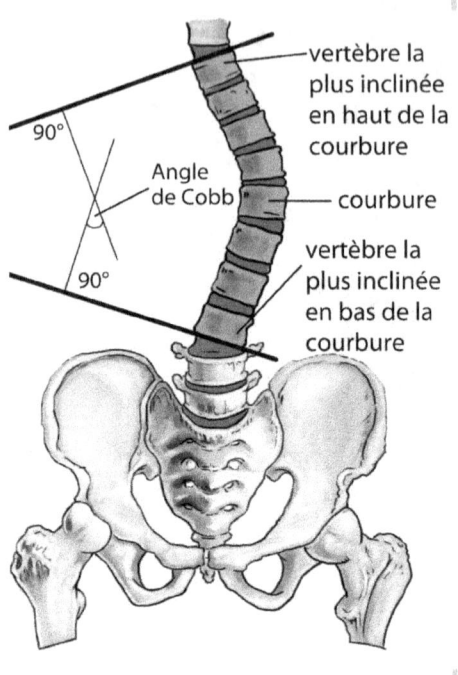

vertèbre la plus inclinée en haut de la courbure

90°

Angle de Cobb

courbure

90°

vertèbre la plus inclinée en bas de la courbure

Comment mesurer l'angle de Cobb ?

Une radiographie est nécessaire pour mesurer cet angle.

1. Déterminez la vertèbre la plus inclinée en haut de la courbure et dessinez une droite parallèle à la partie supérieure de la vertèbre.

2. Déterminez la vertèbre la plus inclinée dans la partie inférieure de la courbure et dessinez une droite parallèle à la partie inférieure de la vertèbre.

3. Tracez des droites perpendiculaires à ces deux droites parallèles qui vont alors s'entrecroiser.

4. L'angle formé par ces deux droites parallèles est l'angle de Cobb.

CHAPITRE 4

SYMPTOMES, DIAGNOSTICS ET COMPLICATIONS LIES A LA SCOLIOSE

Bien comprendre les signes et les symptômes de la scoliose est essentiel pour deux raisons. En premier lieu, cela vous permet de déterminer l'état d'avancement de votre scoliose pour ainsi pouvoir adapter votre style de vie en conséquence. De plus, en tant que mère atteinte de scoliose, il est important de connaître ces signes et ces symptômes pour pouvoir déterminer avec succès si votre enfant développe la maladie ou non.

Une moelle épinière courbe peut être à l'origine d'une multitude de complications, et si la maladie est identifiée à un stade où la progression de la courbure s'est détériorée davantage, il existe de nombreuses procédures et thérapies qui l'empêchent de progresser davantage. Une fois identifiée, la maladie peut être traitée grâce à un régime alimentaire, des exercices ainsi que d'autres options en termes de traitements naturels afin de conserver un style de vie sain et ainsi vivre mieux.

Les symptômes de la scoliose

Vous trouverez ci-dessous les symptômes les plus communs de la scoliose. Ces symptômes vous aideront à identifier la maladie lorsque vous les constaterez. Cela vous aidera à comprendre les exercices détaillés plus tard dans ce livre et à les mettre en application correctement. Lisez-les et essayez d'évaluer si vous présentez ces symptômes pour déterminer si vous êtes atteinte d'une scoliose ou non.

- Tronc ou cou qui dévie d'un côté

- Musculature inégale d'un côté

- Omoplate qui ressort d'un côté

- Côte qui ressort

- Hanches inégales

- Jambe plus longue que l'autre

- Douleurs dorsales ou dans le bas du dos

- Fatigue

- Difficultés à rester assise ou debout dans la même position pendant longtemps

- Difficultés à respirer (lorsque la courbure de la colonne est extrêmement importante et supérieure à 70 degrés)

Bien que vous puissiez déterminer les symptômes d'une scoliose chez vous, il est toujours bon de vous faire examiner par un professionnel. Il est possible que votre médecin ne détecte pas une courbure légère durant un examen physique de routine, mais en vous rendant chez votre médecin pour qu'il vous examine pour déterminer si vous êtes atteinte de scoliose, vous effectuerez bien sûr les tests nécessaires pour cela.

La scoliose débute souvent par une courbure légère de la colonne vertébrale qui peut ne pas être remarquée lors d'une visite médicale générale au cours de laquelle le médecin ne recherche pas particulièrement cette anomalie. Lorsque votre courbure se situe entre 10 et 20 degrés, il est probable que votre scoliose n'évoluera pas davantage. Il est difficile de détecter par soi-même un non-alignement des épaules ou des hanches.

La courbure scoliotique se détériore généralement jusqu'à ce que la maturité squelettique soit atteinte. La vitesse de progression dépend de plusieurs facteurs, dont les gènes, l'environnement, la nutrition et le mode de vie.

Dans de nombreux cas, la scoliose est détectée lorsqu'un de vos amis ou un membre de votre famille remarque une légère déviation au niveau de vos hanches ou de vos épaules. Étant donné que l'évolution de la courbure est sournoise, il est souvent difficile de percevoir sa progression. Si votre scoliose de détériore, vous remarquerez peut-être que des vêtements qui vous allaient auparavant ne vous vont plus très bien. Dans certains cas, vous remarquerez que les jambes de votre pantalon ne sont plus de la même longueur, l'une étant plus longue que l'autre.

Les courbures inférieures à 10 degrés sont considérées comme légères et les médecins ne prescrivent donc pas de traitement spécifique. Ce type de courbure peut se guérir de lui-même en prenant certaines mesures, telles que travailler sur sa posture, faire de l'exercice et bien s'alimenter. Moins d'un tiers de ces scolioses légères se détériorent au point de nécessiter un traitement. Les courbures diagnostiquées supérieures à 30 degrés sont plus susceptibles de progresser.

Cependant, si vous souffrez d'une scoliose légère et que vous êtes consciente de ce que vous devez faire pour contrôler sa progression, cette connaissance sera bénéfique pour les années à venir. En vous basant sur des lignes de conduite pour une alimentation saine favorisant une meilleure santé de la colonne, vous serez en mesure de mieux contrôler la progression de la courbure. En faisant cela, vous vous assurerez de limiter le risque que la maladie ne se détériore avec le temps.

Complications de la scoliose

Un grand nombre de maladies ont été associées de près à la scoliose. En plus des nombreuses complications qui peuvent apparaître, la présence d'une scoliose indique également que vous risquez davantage de développer d'autres affections médicales associées. Cela veut dire que vous devez vous armer contre celles-ci afin de rester en bonne santé.

Voici plusieurs maladies qui ont été associées à la scoliose :

- *Le syndrome Ehler-Danlos* — également appelé hypotonie musculaire. Cette maladie touche les tissus conjonctifs et se traduit généralement par l'incapacité de produire du collagène.

- *La maladie de Charcot Marie Tooth* — Une maladie héréditaire caractérisée par la perte des tissus musculaires et une perte des sensations.

- *Le syndrome de Prader-Willi* — Une maladie rare, sept gènes ne sont pas détectés, ne s'expriment pas ou sont manquants. Cela cause un délai de la parole, un manque de coordination physique, une prise de poids et des troubles du sommeil. Cela peut mener à une puberté tardive ou à de l'infertilité.

- *La paralysie cérébrale* — Une maladie associée au cerveau qui inclus toute une gamme de difficultés motrices. Cette affection est classée parmi les affections spastiques, ataxiques, dyskinétiques et hypotoniques.

- *L'atrophie musculaire de la colonne* — Une maladie liée aux nerfs et aux muscles qui entraîne des faiblesses musculaires et de l'atrophie.

- *La dystrophie musculaire* — Il s'agit d'une maladie musculaire également considérée comme étant héréditaire. Elle se manifeste par une faiblesse des muscles, des manques de protéines dans les muscles et la mort de cellules et de tissus musculaires.

- *Le syndrome CHARGE* — Cette maladie génétique est associée au colobome de l'œil, aux malformations cardiaques, à l'atrésie des choanes, au retard de la croissance, à l'hypoplasie génitale, aux infections et à la surdité.

- *La dysautomie familiale* — également appelée syndrome de Riley-Day, cette maladie est une altération du système nerveux autonome. Elle se traduit par une insensibilité à la douleur, une mauvaise croissance, l'incapacité de produire des larmes et plus encore.

- *L'ataxie de Friedreich* — est une maladie héréditaire qui entraîne des difficultés de la parole, des troubles de la marche, des problèmes cardiaques et du diabète.

- *Le syndrome de Protée* — également appelé le syndrome de Wiedemann, cette maladie peut causer un développement osseux anormal, une croissance anormale de la peau et l'apparition de tumeurs.

- *Le Spina Bifida* — Une maladie congénitale qui résulte de l'absence de soudure du tube neural embryonnaire.

- *Le syndrome de Marfan* — Une maladie qui touche les tissus conjonctifs, il s'agit également d'une maladie génétique qui peut affecter le système squelettique, le cœur, les yeux et le système nerveux central.

- *La neurofribromatose* — Une maladie dans laquelle des tumeurs de tissus nerveux peuvent causer toute une gamme de problèmes nerveux.

- *L'hernie diaphragmatique congénitale* — Cette maladie fait référence à une embryopathie au niveau du diaphragme.

- *L'hémi-hypertrophie* — Une maladie dans laquelle une partie du corps est plus développée que l'autre, cette maladie augmente les risques de développer certains types de cancers.

Bien que cette liste soit longue et effrayante, ces maladies sont rares, peu présentes et rarement diagnostiquées si vous êtes atteintes de scoliose. Cette liste est mentionnée ici dans le seul but de vous donner une idée des différentes maladies qu'il vous faudra peut-être surveiller étant donné qu'elles sont souvent liées à une scoliose.

Même si vous êtes atteinte d'une scoliose, il est probable que vous n'aurez jamais besoin d'une intervention chirurgicale durant toute votre vie. Cela signifie que vous n'aurez pas besoin de passer sur la table d'opération et de vous exposer à tous les risques que cela implique. Cependant, près de 5 % des personnes atteintes de scoliose ont besoin de subir une opération pour être en mesure d'effectuer correctement leurs tâches quotidiennes. La chirurgie présente un risque d'inflammation des tissus mous. Elle est aussi connue pour causer des problèmes respiratoires, des blessures au niveau des nerfs et des hémorragies internes dans certains cas. Si vous envisagez de subir une opération, rappelez-vous de ces statistiques récentes : près de 5 % des personnes qui subissent une opération liée à une scoliose font une rechute dans les 5 années qui suivent. Cela confirme que la prédisposition à la scoliose n'est pas une chose qui disparaît dès que vous la corrigez avec une chirurgie. De plus, de nombreux chercheurs considèrent que corriger la colonne de manière chirurgicale est impossible et que la procédure reste superficielle et cosmétique.

En plus des complications physiques que la scoliose peut entraîner, il existe également d'autres problèmes auxquels les patients sont confrontés en termes de traumatisme. Dans sa forme la plus sévère, la maladie peut mener à une vie où les activités doivent être limitées. Les plus jeunes trouveront le port d'un corset très inconfortable et embarrassant en public. La douleur, l'activité réduite et le désagrément évident dû à la déformation physique peuvent mener certaines personnes à la dépression. En sachant cela, vous devez lutter avec courage. Il n'est pas nécessaire de s'inquiéter de ces aspects, et vous pouvez être sûre qu'en suivant une bonne alimentation et en faisant des exercices, la maladie peut être contrôlée et gérée.

Diagnostic

Si quelqu'un de votre famille est atteint de scoliose, il est important d'être attentive aux enfants de la famille. Un test tout simple peut être réalisé à la maison pour déterminer si votre enfant est atteint de scoliose ou non et si vous devez envisager de rendre visite à un médecin pour obtenir une confirmation.

Voilà ce vous devez faire pour prendre la décision de consulter ou non un médecin pour confirmer l'existence d'une scoliose. Vous aurez besoin d'un crayon et d'un papier pour noter vos observations. Vous aurez également besoin de gommettes adhésives pour marquer les points sur le corps. Suivez les instructions suivantes.

1. Demandez à votre enfant de se pencher en avant et placez une gommette adhésive sur chacune des proéminences osseuses de la colonne vertébrale que vous pouvez sentir. Ceci est facilement visible quand une personne se penche en avant. Pour être sûre

que vous l'avez fait correctement, vérifiez que vous avez bien six points le long de l'arrière de la nuque, 12 points au milieu du dos et cinq points sur le bas du dos. Au total, vous aurez placé 23 points. Pas d'inquiétude si vous ne les avez pas tous trouvés car il n'est pas toujours possible de trouver les os de la colonne qui ressortent. Cela n'a aucune signification en termes de diagnostic de la scoliose, et vous ne devez donc faire aucune supposition à ce stade.

2. Demandez à votre enfant de se tenir droit mais détendu. Examinez la rangée de points et vérifiez qu'ils sont bien alignés. Si la ligne de points semble tordue ou incurvée à un endroit, prenez-en note. Cela vous aidera à dessiner un schéma simple de la structure du dos et à mettre en évidence les endroits spécifiques où apparaissent les courbures.

3. En même temps soyez attentive à certains aspects :

   a. Une épaule est-elle plus haute que l'autre ? – si oui, laquelle ?

   b. Les côtes sont-elles plus hautes d'un côté que de l'autre ? – si oui, quel côté est plus haut que l'autre ?

   c. Une des omoplates ressort-elle plus que l'autre ? – si oui, laquelle ?

   d. Une des hanches est-elle plus haute que l'autre ? – si oui, laquelle ?

   e. Le bas du dos ressort-il plus d'un côté que de l'autre ? – si oui, de quel côté ?

4. Demandez à votre enfant de se pencher en avant en joignant les paumes. Vérifiez à nouveau les différents aspects mentionnés ci-dessus et notez vos remarques sur un papier.

Si vous ne remarquez pas une épaule plus haute que l'autre, une protubérance des omoplates, une hanche plus haute que l'autre, une déformation de la cage thoracique sur un côté, un déséquilibre au niveau du bas du dos ou une ligne de gommettes tordue, alors il n'y a aucune raison de s'inquiéter. Par contre, si vous avez remarqué que la plupart de ces éléments apparaissent chez votre enfant, il est nécessaire de consulter un médecin. Si vous avez observé quelques-uns de ces éléments, il serait bon de rendre visite à votre médecin pour vous ôter ce doute de l'esprit. Il est possible que votre enfant soit atteint d'une forme de scoliose légère sans que vous l'ayez remarqué. Il est plus prudent de vérifier, plutôt que de laisser la courbure se détériorer sans traitement.

Même un médecin attentif peut ne pas repérer une courbure légère si elle ne constitue pas le but de son examen. C'est pourquoi il est important de bien demander d'effectuer cet examen de la scoliose si un membre de votre famille souffre de cette maladie.

Lorsque vous allez chez le médecin pour un examen relatif à la scoliose, ce dernier vous posera sûrement de nombreuses questions sur vos antécédents familiaux. Vous pouvez également vous attendre à des questions sur des éventuelles faiblesses, des douleurs musculaires et d'une limitation de vos activités.

Il vous demandera ensuite de vous mettre torse nu et de vous pencher en avant. Cela aide à identifier la nature de la courbure de la colonne vertébrale. Il s'agit du test de penchement en avant d'Adams. Ce test nécessite que vous laissiez pendre vos bras en maintenant les genoux tendus. Cela permet au médecin d'observer et d'examiner plus facilement la courbure, la symétrie du corps, les épaules, les hanches et la cage thoracique. L'amplitude des mouvements, la force des muscles et les réflexes sont généralement vérifiés à ce stade. S'il s'agit de votre première visite chez le médecin pour ce problème, il notera peut-être votre taille et votre poids afin de suivre les progrès s'il remarque une courbure légère. Cependant ce test n'est pas infaillible. Il est reconnu qu'il ne détecte généralement pas un nombre important de scolioses du bas du dos, ainsi que 15 % des cas de scolioses. Il s'agit donc d'un test de dépistage efficace, mais il ne doit pas être considéré comme un jugement décisif sans un examen plus approfondi du dos.

Dans certains cas, un dépistage à l'aide d'un scoliomètre est nécessaire. Ce dépistage est réalisé en utilisant un appareil qui mesure l'ampleur de la courbure de la colonne vertébrale. Vous pouvez également utiliser ScolioTrack pour iPad, iPhone et Android. Il s'agit d'une manière innovante de suivre l'évolution de la scoliose de chez vous comme le ferait un médecin dans son cabinet. Grâce à cette application, vous n'avez pas besoin de vous rendre à la clinique pour effectuer des radiographies coûteuses et longues à réaliser. Vous pouvez même suivre la façon dont la scoliose progresse. Vous pouvez télécharger cette application depuis n'importe quel smartphone. Pour obtenir plus d'informations sur ScolioTrack, reportez-vous à la section « Ressources » du livre.

A ce stade, si le médecin soupçonne la présence d'une scoliose, une radiographie de toute la colonne vertébrale lorsque vous vous tenez debout est nécessaire. Elle est réalisée sur deux plans, une vue de face ou de dos et une vue latérale ou sagittale. Selon la sévérité de la courbure sur les radiographies initiales, il sera peut-être nécessaire de répéter cet examen tous les trois mois ou tous les ans selon les recommandations du médecin. Ainsi, la progression de la courbure sera surveillée.

Le Test de l'angle de Cobb est utilisé pour quantifier la sévérité de la courbure de la colonne. L'angle est déterminé en prenant la mesure au niveau de la vertèbre la plus inclinée dans la partie haute de la courbure jusqu'à la vertèbre la plus inclinée dans la partie inférieure de la courbure. Dans certains cas, cette mesure doit être effectuée à deux emplacements de la colonne si les courbures sont multiples.

Le test de penchement en avant d'Adams

Le test de penchement en avant d'Adams est un test généralement utilisé dans les écoles et chez le médecin pour dépister la scoliose. Au cours de ce test, l'enfant se penche en avant, les pieds joints et les genoux tendus, tout en relâchant les bras. Tout déséquilibre au niveau de la cage thoracique ou toute autre déformation le long du dos peut signaler l'existence d'une scoliose.

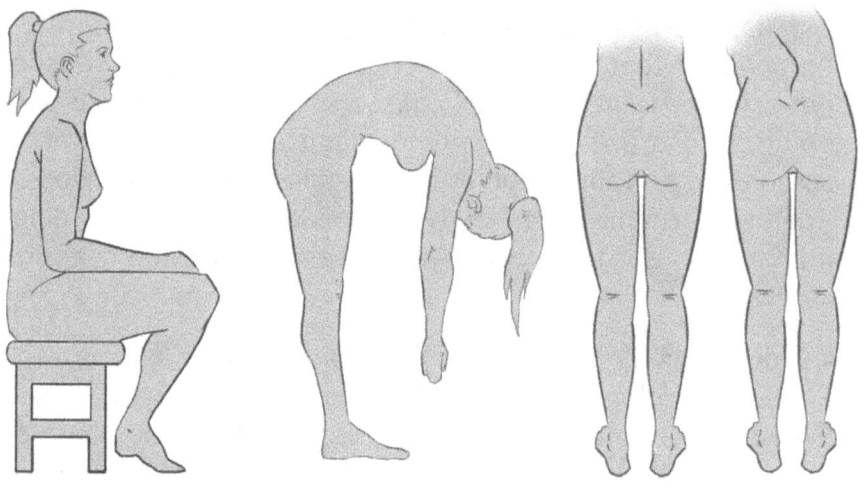

Cependant, ce test n'est pas utile dans le cas d'anomalies au niveau du bas du dos, un emplacement ordinaire pour la scoliose. Sachant que ce test ignore environ 15 % des cas de scoliose, la plupart des experts ne le recommandent pas comme seul moyen de dépistage.

CHAPITRE 5

CONSÉQUENCES DE LA SCOLIOSE SUR LA SANTÉ

Maintenant que nous savons ce qu'est la scoliose, les facteurs qui en sont à l'origine, les symptômes et la probabilité de la transmettre à votre enfant, nous allons observer en détail les conséquences de la scoliose sur votre santé.

L'association de la scoliose et de la grossesse, ainsi que les inquiétudes liées à une grossesse tout en étant atteinte d'une scoliose sont évidentes. Nous savons tous que porter un bébé n'est pas chose facile. La future maman doit vivre avec une vie à l'intérieur d'elle pendant neuf mois, la dernière partie de la grossesse étant extrêmement difficile à gérer en termes de poids supplémentaire à porter.

La plupart des mères s'inquiètent de la manière dont la maladie va évoluer à cause de la grossesse, du traumatisme qu'elles vont peut-être subir pendant l'accouchement et des effets de leur maladie sur le bébé. Avant 1950, l'idée que la grossesse pouvait causer une détérioration de la courbure scoliotique était très répandue. On pensait également que la scoliose réduisait la fertilité dans une grande mesure. Avec le temps, des études ont montré qu'aucune de ces affirmations n'étaient vraies.

Certains pensent que la courbure de la colonne se détériorera à cause du poids supplémentaire qui est supporté sur une période aussi longue. D'autres pensent également que l'extension de l'utérus pourrait causer des pressions sur différentes parties du corps et contribuer à la détérioration de la scoliose avec le temps. Nous savons, pour la plupart d'entre nous, que les altérations du corps entraînent de nombreux problèmes chez la femme, et que le mal de dos est un des soucis majeurs lors du troisième trimestre. La peur que la grossesse ne soit à l'origine d'un mal de dos chronique est très répandue.

Bien qu'il existe des complications dues à la grossesse chez certaines femmes atteintes de scoliose, ces complications dépendent souvent de la gravité de la scoliose et de la façon dont vous gérez votre grossesse. Les femmes atteintes du type le plus bénin de scoliose peuvent traverser toute leur grossesse sans jamais souffrir de problèmes différents de ceux d'une grossesse ordinaire. Si vous êtes atteinte d'une scoliose légère, il suffit de surveiller votre régime alimentaire et d'effectuer certains exercices particuliers. Ces éléments doivent être pris en considération par toutes les femmes enceintes.

Cependant, dans certain cas où la scoliose est modérée ou sévère, vous souffrirez peut-être plus de douleurs dorsales que la plupart des femmes. Cela risque de continuer pendant la seconde partie du deuxième trimestre et jusqu'à l'accouchement, voire après. Cependant, la bonne nouvelle est qu'il existe des façons de s'assurer que les maux de dos seront gérés et contrôlés correctement avec des exercices appropriés.

Celles qui souffrent d'une scoliose sévère auront peut-être des problèmes en termes de souffle et d'autres problèmes respiratoires. Ils peuvent apparaître vers le troisième trimestre, lorsque le bébé aura grandi et qu'il commencera à pousser contre le diaphragme. Là encore, c'est une chose à laquelle de nombreuses femmes seront confrontées lorsqu'elles entreront dans cette période. Cela sera peut-être plus évident et manifeste dans votre cas. Cela signifie que cet aspect nécessitera plus d'attention afin de ne souffrir d'aucun de ces problèmes respiratoires.

Le contrôle de la douleur est donc un aspect particulièrement important dans le cas d'une grossesse avec une scoliose. Il vous faudra considérer cela bien avant l'accouchement, car la douleur pourrait être difficile à supporter lors de la grossesse elle-même.

L'accouchement pourra être différent si vous êtes atteinte d'une scoliose sévère. Certaines ont la chance de vivre un accouchement normal malgré leur scoliose, selon la courbure et la gravité de la maladie. Cependant, certaines pourraient avoir besoin d'une péridurale, voire d'une césarienne. La décision finale sur la manière dont l'accouchement s'effectuera dépendra de votre obstétricien et sera basée sur votre état de santé, sur le confort du bébé pendant l'accouchement, sur le niveau et sur la courbure de la scoliose, ainsi que sur les autres complications qui pourraient apparaître. De nombreuses femmes ont découvert qu'il était tout à fait possible d'accoucher par voie naturelle malgré une scoliose.

La chose importante à garder à l'esprit est que vous devez être informée et consciente des conséquences liées à votre scoliose, et que vous devez la mentionner à votre gynécologue lors de la première visite. Ainsi, vous serez sûre que votre gynécologue consultera un professionnel ou un chiropracteur pour définir la manière dont la grossesse devra progresser, et qu'il sera informé des précautions particulières qui devront être prises pour vous assurer une grossesse saine et sans risque pour vous et votre bébé.

Pour celles qui ont subi une chirurgie afin de corriger leur scoliose, vous aurez besoin d'attendre environ 6 mois à un an avant d'essayer d'avoir un enfant. Ce délai est nécessaire car le corps a besoin de cicatriser avant de supporter une grossesse. Vous devriez également consulter un médecin avant d'envisager une grossesse, car chaque cas est différent et à besoin d'être traité de façon individuelle.

Après vous avoir exposé tout cela, il est important de rappeler que des antécédents de scoliose n'augmentent pas le risque de progression de la courbure, à moins d'être victime d'un cas de scoliose extrême et de ne pas prendre les précautions nécessaires en termes de style de vie, de nutrition et d'exercices. Pour une personne qui est prédisposée à l'ostéoporose ou à la maladie de la dégénérescence des disques, le fait de rester assise au même endroit pendant trop longtemps facilite le développement de la scoliose.

Les résultats d'une enquête réalisée auprès de 355 femmes atteintes d'une scoliose et ayant atteint leur maturité squelettique ont été étudiés et analysés. Ces femmes étaient réparties en deux groupes. Le groupe A comportait 175 femmes qui avaient été enceintes au moins une fois. Le groupe B comportait 180 femmes qui n'avaient jamais été enceintes. Ces groupes étaient répartis selon le type de traitement dont elles avaient bénéficié pour guérir leur scoliose. On a remarqué que la courbure progressait chez les deux groupes dans une certaine mesure. Le degré de progression était supérieur à 5 degrés chez 25 % des femmes, et supérieur à 10 degrés chez environ 10 %. Cependant, il s'agit d'un point qui avait été constaté dans les deux groupes dans des proportions similaires. Cette étude à montré que le degré de progression de la courbure ne pouvait pas être uniquement attribué à la grossesse.

On a également remarqué que l'âge des femmes au moment de leur grossesse n'influençait pas la progression de la scoliose. Lorsque les détails concernant l'accouchement des femmes du groupe A ont été étudiés, il fut constaté qu'il n'y avait pas de signes de complication pendant l'accouchement, à l'exception de quatre femmes qui avaient été victimes de complications lors de leur accouchement. Il y a bien eu des cas d'accouchements par césarienne, mais sans aucun lien avec la scoliose.

Les douleurs dorsales sont des conséquences de la grossesse qui doivent être contrôlées avec soin. Il s'agit d'un phénomène qui a été observé chez près de 50 % des cas de femmes enceintes atteintes de scoliose. Le contrôle de la douleur dépend de l'endroit où se situe cette dernière, à savoir si la douleur est lombaire ou au niveau de l'articulation sacro-illiaque. Des exercices précis, une limitation de certains mouvements, l'utilisation d'une chaise roulante lors des derniers mois et d'autres thérapies sont reconnus comme utiles pour gérer la maladie et sont donc encouragés.

Bien qu'il n'existe pas de médicaments précis pour guérir la scoliose, certaines d'entre vous devront prendre des médicaments pour apaiser la douleur. Si vous faites partie de celles qui doivent prendre des médicaments, il est important d'en parler à votre gynécologue. On sait maintenant que certains médicaments sont à l'origine de malformations congénitales chez certains enfants, et vous devez en être consciente avant même d'envisager de concevoir un enfant. Il est toujours préférable d'interrompre ce traitement quelques mois avant d'essayer d'avoir un enfant plutôt que de le regretter plus tard.

Les problèmes liés aux intestins et à la vessie sont un autre aspect que vous devez prendre en compte lorsque vous êtes enceinte avec une scoliose. Celles qui sont victimes de troubles intestinaux et urinaires pourraient constater une dégradation de ces troubles au cours de leur grossesse. Parfois, cela implique également une incapacité à pousser lors de l'accouchement, entraînant de ce fait une délivrance par aspiration forcée ou à l'aide de forceps.

La manière dont le bébé vivra sa sortie lors de l'accouchement si vous êtes atteinte d'une scoliose ne doit pas vous préoccuper. Dans de nombreux cas, le type d'accouchement choisi est basé sur des facteurs autres que la scoliose. Il peut s'agir de la position du bébé ou de la non-ouverture du col de l'utérus. Il est rare qu'une césarienne soit nécessaire uniquement à cause d'une scoliose.

Les risques que votre enfant développe une scoliose congénitale ne sont pas plus importants si vous êtes vous-même atteinte de scoliose. Cependant, il y a davantage de risques que votre enfant soit atteint de scoliose idiopathique, et c'est une chose que vous devrez prendre en compte au fil des ans.

CHAPITRE 6

LES TRAITEMENTS TRADITIONNELS CONTRE LA SCOLIOSE

Les options de traitement offertes par votre médecin dépendent de plusieurs facteurs, notamment de l'ampleur de la courbure, du sexe, de l'âge, du fait que la maturité squelettique soit atteinte ou non, de la condition physique générale et de l'emplacement de la courbure.

Selon la sévérité de la courbure de la scoliose dont vous souffrez, vous serez peut-être en mesure de continuer à vivre sans rencontrer aucun problème. Cependant, il est avéré que la scoliose peut entraîner une réduction de l'espérance de vie équivalente à 14 ans. De plus, la scoliose est également reconnue comme étant à l'origine d'autres complications pendant la grossesse. Même si cela ne vous empêche pas d'avoir un accouchement naturel, il existe des complications dont il faut se soucier et qu'il faut prévenir afin de pouvoir vivre une grossesse sans encombre.

La plupart des médecins ont tendance à suggérer la technique du « on attend et on verra » en ce qui concerne la scoliose. En effet, il n'existe pas de traitement permanent classique contre la scoliose que la médecine moderne pourrait prescrire. En cas de scoliose légère, le médecin est susceptible de recommander de contrôler régulièrement la courbure et de continuer les examens de contrôle et les radiographies pour observer l'évolution de la maladie.

Selon toute probabilité, si votre courbure est supérieure à 25 degrés, il vous sera peut-être conseillé de porter un corset ou, dans les cas plus sévères, c'est-à-dire de courbures supérieures à 40 degrés, vous pourriez devoir subir une intervention chirurgicale. Bien que ces options soient évoquées en détails ci-dessous, il faut vous rappeler que vous pouvez toujours éviter la progression de la scoliose si vous souffrez déjà de cette maladie. Vous pouvez également bénéficier d'une option de traitement ou de thérapie permettant de réduire les risques de transmettre la scoliose à vos enfants.

Le nombre peu élevé d'options de traitement proposées par les médecins n'est pas surprenant. En réalité, ils ne connaissent aucune possibilité de traitement régulier qui puisse aider à se débarrasser complètement de la scoliose. Cela provient du fait qu'une large proportion des scolioses diagnostiquées est de nature idiopathique. Aujourd'hui encore, les médecins ne savent pas ce qui est à l'origine de la courbure anormale de la colonne vertébrale. Ils peuvent seulement déterminer si la courbure de la scoliose est due à un problème lié au développement du squelette, à un tissu conjonctif défectueux ou à d'autres éléments génétiques ou environnementaux responsables de l'apparition de la courbure.

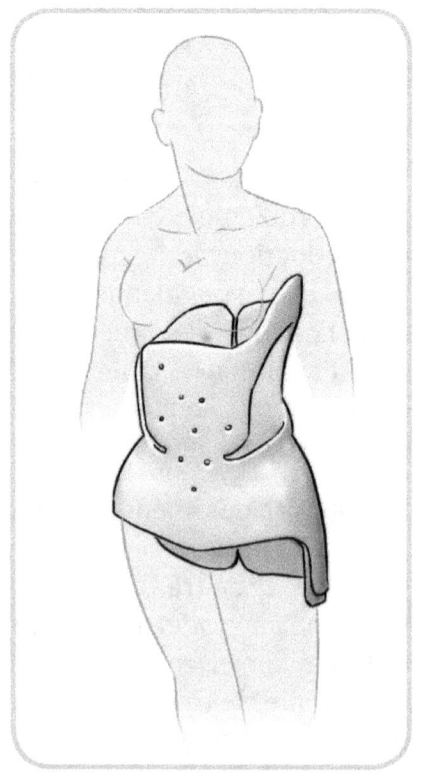

Dans le cas où le médecin recommande une option de traitement actif, le port du corset est généralement prescrit. Il existe plusieurs sortes de corsets, et ils portent généralement le nom du centre médical où ils ont été développés. Le choix du corset à utiliser dans votre cas sera défini selon l'ampleur et l'emplacement de votre courbure. Voici une liste des différents types de corsets les plus utilisés :

- *Le corset de Boston* — également appelé Thoraco-Lumbo-Sacral Orthosis (TLSO). Le corset de Boston est porté sous le bras.

C'est pour cette raison qu'on l'appelle aussi parfois le « corset d'aisselle ». Le corset est créé sur mesure, en respectant les courbures du corps de son porteur. La structure en plastique est modelée en fonction du corps et trois points de pression sont mis en place afin d'éviter la progression de la courbure. Ce corset est préconisé pour les personnes qui souffrent d'une courbure au niveau lombaire ou thoraco-lombaire et il doit être porté au moins 23 heures par jour.

- *Le corset de Milwaukee* — Ce corset, également appelé Cervico-Thoraco-Lumbo-Sacral-Orthosis, ressemble au corset de Boston, mais il comporte un anneau supplémentaire au niveau du cou et il est maintenu en place par des barres verticales attachées au corps du corset. Il est prescrit pour des courbures situées au niveau de la colonne thoracique et il doit être porté 23 heures par jour.

- *Le corset de Charleston* — Le corset orthopédique de Charleston est aussi appelé corset « de nuit », car il n'est porté que pendant la période de sommeil. Le corset est moulé sur le patient lorsqu'il est penché sur le côté, ainsi, lorsque le patient est dans sa position normale, le corset applique une pression contre la courbure. Ce corset n'est efficace que lorsque la courbure se situe au-dessous des omoplates.

- *Le corset de Wilmington* — Ce corset est également fait sur mesure, il s'agit d'une orthèse en contact permanent. Il est dessiné comme une veste et il peut être ouvert par le devant pour être retiré facilement. Les moules correctifs sont réalisés dans le corset pour traiter les courbures spécifiques.

- *Le corset Providence* — Ce corset est réalisé avec une forme acrylique et il applique des forces correctives sur le corps du patient. Des impressions en plâtre sont réalisées afin de s'assurer que les points de pression sont parfaitement bien placés.

- *Le corset de Cheneau* — Développé par le Dr Cheneau, ce corset corrige l'hypocyphose thoracique. Il est réalisé en polypropylène et il possède une ouverture velcro sur le devant. Le but de ce corset est de corriger la scoliose d'une manière tridimensionnelle.

- *Le corset SpineCor* — Il s'agit d'un corset flexible prescrit chez les patients atteints de scoliose idiopathique qui présentent un angle de Cobb compris entre 15° et 50°. Le patient doit porter le corset au moins 20 heures par jour. Quand le corset est fabriqué, il est prévu que le patient grandisse et que le corset s'adapte aux évolutions du corps. Certaines parties du corset doivent être changées approximativement tous les 1,5 à 2 ans. Ce corset s'est avéré très efficace chez les jeunes patients atteints de scoliose idiopathique.

Même si vous pensiez que le port du corset est une option non invasive qui peut donc être envisagée, il est important de savoir que le port du corset n'est pas vraiment efficace dans le cas d'une scoliose neuromusculaire ou congénitale. Il est aussi réputé être moins efficace dans le cas de scolioses infantiles, juvéniles, et adolescentes.

Porter un corset peut être extrêmement embarrassant pour certains et cela peut affecter l'image que les patients ont d'eux-mêmes, surtout chez les adolescents. Certains ressentent un inconfort certain lorsqu'ils portent le corset toute la journée. C'est pourquoi cette décision doit être prise avec attention et après mûre réflexion.

Une étude réalisée en 1984 sur l'utilisation de corsets comme traitement contre la scoliose montre que les corsets entraînent une légère, mais négligeable, amélioration chez ceux qui en ont porté. Cependant, il fut observé que 75 pourcents du groupe de contrôle présentaient des scolioses de nature non progressive. C'est pourquoi envisager que la progression de la courbure scoliotique puisse être contrôlée et réduite n'est pas une chose aussi évidente qu'on pourrait le croire. Le groupe de travail des services préventifs des Etats-Unis (USPSTF) a affirmé en 1993 que « au-delà d'une correction temporaire des courbures, les preuves que les corsets limitent la progression naturelle de la maladie sont insuffisantes ».

Les médecins Dolan et Weinstein ont effectué une étude en 2007 qui fut publiée dans « Spine ». Cette étude confirmait cette observation et affirmait même que le port du corset n'avait aucun impact sur la maladie. Aucune de ces options de traitement n'était efficace pour garantir l'absence du besoin d'une opération chirurgicale. Ogilvie et Al. de Axial Bio-Tech ont effectué une étude dans laquelle ils ont observé la progression de la courbure scoliotique et d'autres aspects chez les patients qui portaient un corset, et ils les ont comparés aux résultats attendus chez les autres patients ainsi qu'aux connaissances dans le domaine de la génétique. Cette étude a montré que le port du corset n'avait pas véritablement d'effet sur la scoliose.

Le journal Spine (September 2001) contient un article intitulé « L'efficacité du port du corset chez les patients de sexe masculin atteints de scoliose idiopathique ». Cet article détaille la manière dont une progression de 6 degrés a été observée chez 74 pourcents des sujets malgré le port du corset. De plus 46 pourcents des sujets qui portaient un corset ont atteint un degré de courbure qui nécessitait une chirurgie.

Le centre de recherche pour enfants de Dublin en Irlande a également publié un article dans lequel il était mentionné que : « depuis 1991, le port du corset n'avait pas été recommandé chez les enfants atteints de l'AIS (scoliose idiopathique adolescente) hospitalisés au centre. Il n'était pas possible de prouver qu'il apportait un bienfait significatif au patient ou à la communauté ».

D'un autre côté, il existe également des études qui ont montré que le port du corset peut, dans certains cas, être efficace dans la réduction de la progression de la courbure. D'après une étude réalisée par la Société de Recherche sur la Scoliose (SRS), le port du corset a été efficace pour stopper la progression de la courbure dans 74 à 93 pourcents des cas chez les femmes atteintes de scoliose idiopathique. Le pourcentage exact de succès dépend du type de corset utilisé.

En dépit de nombreuses études réalisées, il n'existe toujours pas de réponse précise permettant de déterminer si le port du corset peut ou non arrêter la progression de la scoliose. Matthew B. Dobbs, docteur en médecine et chirurgien en pédiatrie orthopédique à l'hôpital pour enfants de St Louis, ainsi qu'un de ses collaborateurs d'études à l'université de Washington, mentionnent que : « bien que le port du corset, utilisé pour réduire la progression de la courbure chez les patients atteints d'AIS, ait été le traitement standard aux Etats-Unis pendant environ 30 ans, l'efficacité de ce traitement demeure floue. Certains patients portent un corset et pourtant leur courbure continue de se détériorer. D'un autre côté, il y a également des patients atteints d'AIS qui ne portent pas de corset et qui ne présentent pas de détérioration de la colonne ». L'école de médecine de l'université de Washington à St Louis participe actuellement à une étude pour tenter de comprendre la façon dont les corsets affectent les différents types de courbures. On attend de cette étude qu'elle apporte des réponses et qu'elle clarifie le type de courbures qui sont davantage susceptibles d'être influencées par le corset. Les chercheurs et les professionnels de la médecine croient également que cela pourra aider à mieux prescrire le port du corset.

Jusqu'à ce jour, la recherche n'a pas été en mesure de conclure sans équivoque si le port du corset est une option de traitement efficace contre la scoliose. Le Dr Stefano Negrini de l'institut Italien Scientifique de la colonne à Milan en Italie a signalé avec ses collègues qu'il n'existe aucune preuve concluante de l'efficacité du port du corset. Les quelques recherches qui montrent l'efficacité du port du corset ne sont pas non plus très convaincantes.

La plupart de ceux qui travaillent dans le domaine du traitement de la scoliose attendent les résultats d'une étude sur cinq ans, coûtant plusieurs millions de dollars et actuellement dirigée par l'Institut national de l'arthrite et des maladies musculo-squelettiques et de la peau. Si l'étude est analysée de façon objective, impartiale et correcte, nous pensons qu'elle répondra à de nombreuses questions sur l'effet du port du corset et des autres traitements de la scoliose.

En se basant sur les informations actuellement disponibles, il est impossible de conclure si le port du corset est efficace ou non. Tout du moins, la recherche n'a pas été en mesure de démontrer efficacement que cette pratique est en mesure d'améliorer le degré de courbure, de réduire le degré de détérioration, de prévenir la chirurgie ou qu'il s'agit d'une option efficace. Il y a tellement de facteurs qui affectent la manière dont la scoliose progresse qu'il existe peu de preuves indiquant avec certitude que le port du corset, et non d'autres facteurs génétiques, nutritionnels, physiothérapiques et environnementaux, est à l'origine d'une quelconque amélioration de l'état des patients.

Il existe beaucoup d'inconvénients liés au port du corset. Tout d'abord, les corsets sont extrêmement inconfortables. Ils sont très visibles et sont donc très peu appréciés par les adolescentes. Le corset doit bien entendu recouvrir tout le torse du patient, ce qui donne une impression de volume et une sensation d'inconfort à la personne qui le porte. De plus, la plupart des médecins qui le prescrivent suggèrent également de le porter pendant au moins 23 heures par jour pour qu'il soit efficace. Le patient n'a donc que très peu de répit loin de ce corset.

Aucun médecin n'est vraiment susceptible de l'admettre, mais la pression exercée sur le corps restreint la mobilité et les mouvements naturels du corps. Elle peut également affaiblir le torse avec le temps et mener à une atrophie musculaire. Le corps s'habitue tellement à porter le corset tout le temps, que la colonne perd son énergie et sa force naturelle. Elle devient moins flexible et peut être blessée plus facilement lorsque le corset est retiré. La pression constante exercée sur la cage thoracique peut entraîner des déformations du torse et mener à des complications liées à la scoliose encore plus graves.

Nous avons également évoqué certaines des conséquences psychologiques du port d'un corset pour corriger la scoliose. Imaginez-vous porter un plâtre nuit et jour. Cela devient pire que de porter une armure, car au moins l'armure pouvait être retirée après quelques heures, elle ne s'attachait pas et elle n'exerçait pas une pression permanente sur le corps. Une étude récente montre que 60 pourcents de ceux qui portent un corset se sentent handicapés à cause de ce dernier. Quatorze pourcents considèrent le corset comme une cicatrice psychologique. Souhaiteriez-vous vous infliger cette souffrance ou l'infliger à votre enfant ? Il s'agit d'une option qui vous sera sûrement proposée à un moment donné, et il est donc utile de bien examiner ces éléments essentiels avant de décider de porter un corset ou d'en faire porter un à votre enfant.

L'absence de diminution du nombre de procédures chirurgicales pour corriger la scoliose est également un autre aspect qui confirme l'efficacité très relative du port du corset. La plupart des médecins traditionnels emploient cette méthode pour traiter les patients atteints de scoliose. Environ 30.000 chirurgies de la colonne sont réalisées chaque année. Approximativement 1/3 sont des chirurgies effectuées en cas de scolioses sévères. Ces cas ne semblent pas avoir diminué, et la chirurgie continue d'être considérée comme la seule option dans le cas de scoliose sévère.

Bien qu'être informé des différents avantages et désagréments liés au port du corset soit positif, il existe des études qui prouvent son efficacité. En l'absence de toute autre forme de traitement, c'est la thérapie vers laquelle les patients se dirigent. Peu importe ce que vous décidez après en avoir discuté avec votre praticien, assurez-vous de prendre votre décision après avoir pesé le pour et le contre quant à l'usage d'un corset, en particulier s'il s'agit d'un adolescent.

Types de chirurgies de la scoliose

Il existe différentes sortes de procédures chirurgicales réalisées dans le cas de scolioses sévères.

La procédure de Harrington

La procédure de Harrington était auparavant la technique la plus utilisée pour les opérations chirurgicales de la scoliose. Cependant, elle a été remplacée par de nouvelles procédures chirurgicales ces dix dernières années. Au cours de cette procédure, on utilisait une tige métallique qui était tendue du bas de la courbure jusqu'au haut de la courbure. Celle-ci permettait la fusion des vertèbres à l'endroit où la correction était nécessaire. Des crochets étaient également insérés dans les os. Ces derniers agissaient comme des soutiens pour les tiges qui étaient suspendues.

Le port du corset faisait partie des soins post chirurgicaux pour maintenir une bonne posture et permettre une guérison parfaite, ainsi qu'un alitement permanent pendant trois à six mois. Dans la plupart des cas, la tige pouvait être retirée après quelques années, une fois la correction réalisée. Mais cela n'était généralement pas le cas sauf si une infection nécessitant une attention particulière apparaissait.

Les inconvénients liés à cette technique étaient flagrants. Cette procédure était très difficile à gérer pour les adolescents. Les trois à six mois d'alitement complet pouvaient mettre une vie entre parenthèses pendant une période de temps considérable. On a pu observer des corrections allant de 10 à 25 pourcents dans la plupart des cas, mais la procédure ne pouvait pas corriger la rotation de la colonne. Cela signifie que la bosse au niveau des côtes ne pouvait être corrigée. La

Coupe transversale des vertèbres après une chirurgie de la scoliose

Des vis sont implantées au niveau des pédicules de la colonne vertébrale et des tiges en titane de 0,635 cm de diamètre sont enfilées à travers les têtes de vis.

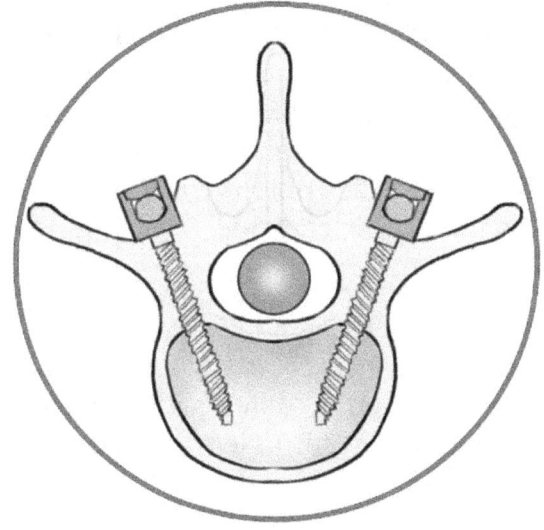

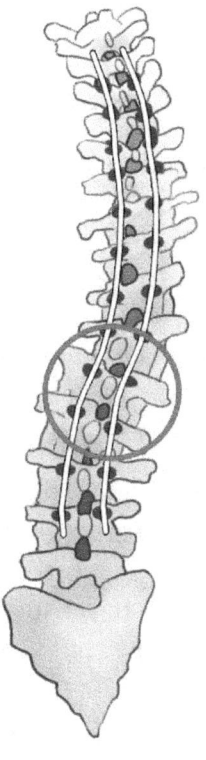

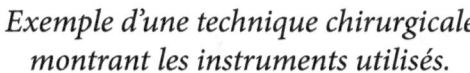

Exemple d'une technique chirurgicale montrant les instruments utilisés.

plupart des patients qui ont subi cette procédure ont fini par souffrir du syndrome du dos plat.

Cela est principalement dû au fait que la correction supprime la courbure naturelle vers l'intérieur au niveau du bas du dos appelée lordose. Avec le temps, ce syndrome a commencé à entraîner des difficultés pour les patients à se tenir droit. Si vous avez développé ce syndrome pendant l'opération, cela pourrait entraîner des douleurs de dos supplémentaires pendant la grossesse. La procédure de Harrington était lourde en raison des problèmes liés au phénomène du vilebrequin. Il s'agit d'un problème qui apparaît lorsqu'une partie de la colonne vertébrale continue à grandir après la fusion partielle du dos, ce qui entraîne une progression de la courbure étant donné que cette dernière tord la colonne partiellement fusionnée. Bien que cela ne se produise pas chez les personnes plus âgées, il y a de nombreux risques que ce phénomène apparaisse chez les enfants âgés de moins de 11 ans.

La procédure Cotrel-Dubousset

Cette procédure chirurgicale est considérée comme étant plus efficace que celle de Harrington. On considère qu'elle permet de corriger à la fois la courbure et la rotation de la colonne, ce qui représente donc un progrès comparé à la procédure d'Harrington. Le risque de développer un dos plat est également quasiment nul avec cette technique. Des tiges parallèles sont reliées pour offrir davantage de stabilité aux vertèbres fusionnées et le temps de récupération est d'environ trois semaines.

Le plus gros inconvénient lié à cette procédure est que la chirurgie est extrêmement complexe et difficile à exécuter. Il y a de nombreux liens croisés à mettre en place et les professionnels formés à cette technique et en mesure d'effectuer cette chirurgie, sans entraîner de complications, sont rares.

L'instrumentation Texas Scottish-Rite Hospital (TSRH)

L'instrumentation TSRH est similaire dans une large mesure à celle de Cotrel-Dubousset. La principale différence repose sur le type de tiges et de crochets utilisés. Ils sont plus lisses et mieux texturés. La texture et la qualité des tiges et des crochets facilitent leur retrait ultérieur ou leur réajustement si cela s'avère nécessaire quelques mois après l'opération. Les inconvénients liés à cette procédure sont les mêmes que ceux mentionnés dans le cas de Cotrel-Dubousset.

L'instrumentation Luque

Il s'agit d'une autre procédure que les chirurgiens utilisent lors d'opérations de la scoliose. Ce processus permet d'aider à maintenir la courbure vers l'intérieur au niveau du bas du dos. Il était considéré comme une méthode pouvant permettre de se passer du recours au port du corset après la chirurgie. Cependant, il a été observé que sans ce corset, la correction obtenue après la chirurgie disparaissait au fil du temps. L'instrumentation de la Wisconsin Segmental Spine Instrumentation (WSSI) « l'instrumentation de la colonne segmentée du Wisconsin » est également une opération utilisée dans certains cas, mais il semble qu'elle possède tous les inconvénients de la procédure de Luque et de Harrington.

La thoracoplastie est une autre procédure devenue extrêmement populaire. Cependant, il s'agit d'une procédure susceptible de réduire la bosse des côtes qui apparaît si souvent dans le cas de la scoliose. Cette procédure est mise en place en même temps que la fusion de la colonne. La chirurgie est lourde et entraîne des douleurs intenses au niveau des côtes après l'opération. De plus, il existe un risque important de complications pulmonaires. Lorsque cette procédure est effectuée en même temps que la fusion de la colonne, elle peut augmenter le temps nécessaire pour mener à bien la chirurgie. Ce qui signifie une perte de sang plus importante et une anesthésie prolongée. Cette opération a également parfois été à l'origine d'une perforation de la plèvre, qui peut à son tour mener à un écoulement de sang ou d'air dans la cavité thoracique.

Habituellement, les chirurgiens utilisaient l'approche postérieure et l'incision se faisait dans le dos. Cependant, ces dernières années, les chirurgiens ont tendance à préférer l'approche antérieure où l'incision chirurgicale est effectuée sur la paroi thoracique. Cette option réduit les risques de voir le phénomène du vilebrequin apparaître. L'approche antérieure est également meilleure pour corriger les courbures de la région thoraco-lombaire. L'approche postérieure est généralement choisie dans les cas où la courbure sagittale doit être réduite (dans le cas d'hypercyphose) et s'il existe de plus grands risques d'infection dans les poumons et la poitrine.

Il n'existe pas de procédure qui garantisse un succès à 100 % dans le domaine de la santé. Cependant, lorsque l'on accepte de subir une intervention chirurgicale, on accepte également ses éventuelles complications. Des études effectuées entre 1993 et 2002 montrent que les chirurgies de la scoliose ont mené à des complications chez 15 % des enfants et 25 % des adultes.

Il y a une perte importante de sang lors de la chirurgie. Ce qui signifie qu'une transfusion de sang est nécessaire. De nombreux patients doivent donner de leur sang avant la chirurgie pour compenser cette perte ; ce qui peut se révéler très stressant si le patient est déjà inquiet au sujet de la chirurgie et du résultat final. Des techniques endoscopiques beaucoup moins invasives sont en cours d'étude pour diminuer la perte de sang au cours des interventions chirurgicales.

Comme dans tous les cas d'opérations chirurgicales, ouvrir le corps augmente les risques d'infection. Les infections des voies urinaires et celles qui sont liées au pancréas sont les plus communes. La prise d'antibiotiques est essentielle pendant une longue période après la chirurgie afin de s'assurer que l'infection sera évitée.

Une des complications les plus graves après une chirurgie de la colonne correspond à l'atteinte du système neural. Ces complications apparaissent chez un pourcent des patients qui subissent une opération. Les patients les plus âgés présentent un risque plus important que les jeunes. Parmi les conséquences des dommages causés sur le tube neural, on trouve les faiblesses musculaires et la paralysie.

La pseudarthrose est une complication de la chirurgie de la scoliose dans laquelle la fusion ne cicatrise pas correctement. Cela mène au développement d'une pseudo-articulation dans la colonne. Elle est le plus souvent constatée lors d'une intervention en approche antérieure et elle apparaît dans 20 pourcents des cas. Elle peut être très douloureuse et impossible à maîtriser. La douleur dans le bas du dos est extrêmement forte et cette complication peut également entraîner la dégénérescence des disques avec le temps. Au fil du temps, la force musculaire, la mobilité du bas du corps et l'équilibre sont affectés.

Deux mois après la chirurgie, un pourcentage important de jeunes adultes et d'enfants ont présenté des problèmes pulmonaires. Il s'agit d'une complication observée chez ceux qui souffrent d'une scoliose secondaire. Parmi les autres problèmes liés à la correction chirurgicale de la courbure scoliotique, on trouve les calculs biliaires, la pancréatite, les blocages intestinaux et d'autres blessures internes qui peuvent apparaître lorsque les crochets se déplacent, se cassent ou rouillent.

Avec le temps, ces procédures chirurgicales ont été réinventées et améliorées pour inclure des options qui permettent d'agrandir les tiges, de changer l'agrafage du corps vertébral et les attaches de la colonne antérieure. De nombreuses procédures assurent également être de moins en moins invasives.

Les complications liées à une procédure chirurgicale pour corriger la scoliose sont trop nombreuses pour être ignorées. De plus, le coût élevé d'une telle procédure doit être pris en compte. Aux Etats-Unis, il est d'environ 120.000 dollars par opération. Un peu moins de la moitié des patients qui subissent une chirurgie restent cependant handicapés après l'opération (ou peut-être à cause d'elle) et l'autre moitié revient au même stade qu'avant l'opération dans un délai maximum de 22 ans. Bien que le coût initial de l'opération en elle-même soit exorbitant, il faut également prendre en compte le fait qu'il existe souvent des procédures de suivi qui doivent également être financées. Des complications liées au relâchement des tiges, à l'usure des crochets et autres impliquent des réparations et nécessitent la plupart du temps des opérations supplémentaires.

Imaginez que près d'un quart des patients qui subissent une chirurgie présentent des problèmes de contrôle moteur après l'opération. Nombreux sont ceux qui vont jusqu'à considérer les complications liées à une chirurgie de la scoliose comme étant plus risquées et difficiles à gérer que la scoliose en elle-même.

En prenant ceci en considération, peu de personnes vous inciteront à choisir cette option pour traiter une scoliose. Cela n'a aucun sens quand on connaît le risque de complications après l'opération et le fait que le patient revienne à son état initial après un certain temps. Evidemment, il existe des procédures chirurgicales qui affirment être très peu invasives. Mais il n'existe pas de véritable définition des termes « très peu invasives ». De plus, lorsque le corps est ouvert pour toutes sortes d'opérations, peu importe la taille de l'incision, les risques de complications augmentent. On pourrait envisager de prendre un tel risque si la maladie pouvait être complètement guérie, mais ce n'est pas le cas avec la scoliose.

Choisir une technique qui vous aidera à gérer au mieux votre scoliose est une option qui existe. Cela vous aidera non seulement à gérer la maladie dans son ensemble mais vous pourrez également être sûre de ne pas avoir à consommer trop de médicaments qui pourraient endommager votre système. Si vous souhaitez corriger votre scoliose au maximum avant de tomber enceinte, vous devez réfléchir attentivement à l'idée d'envisager une chirurgie. Cette option ne mènera qu'à l'affaiblissement de votre santé ; et elle n'est pas recommandée lorsque vous vous préparez à porter un bébé.

La chirurgie nécessite que vous soyez alitée pendant longtemps avant de pouvoir penser à vous lever. Ce n'est pas quelque chose que vous pouvez faire un an avant de prévoir la naissance d'un bébé. Ce que je veux dire, c'est que songer à une correction chirurgicale lorsque vous envisagez d'être enceinte n'est pas une bonne idée. Cela peut non seulement mener à des complications qui vont influencer vos chances d'être enceinte dans les années suivantes, mais cela peut également causer des complications qui affectent votre vie quotidienne.

Après avoir lu toutes ces informations relatives aux complications liées à la chirurgie, et après avoir pris connaissance des risques importants qui s'additionnent au fait que la correction ne sera pas forcement efficace, rappelez-vous que si plus tard votre enfant est diagnostiqué comme étant atteint d'une scoliose, vous devrez prendre une décision réfléchie par rapport à l'option chirurgicale. En fait, prenez bonne note de ces informations et référez-vous aux différentes thérapies de nutrition et d'exercices que vous pouvez suivre afin d'éviter l'apparition et la progression de la scoliose. Rappelez-vous de ce que vous avez lu sur le port du corset. Je ne pense pas que ce soit quelque chose que vous souhaitiez ou que ce soit quelque chose que vous choisiriez pour votre enfant, en sachant qu'il s'agit d'une option de traitement difficile et contraignante.

Il existe de nombreuses autres méthodes qui n'impliquent pas la consommation de médicaments, le port d'un corset ou la chirurgie, et qui pourtant sont reconnues comme étant des solutions pour résoudre les problèmes liés à la scoliose. La méthode de physiothérapie, dites de Schroth, s'est avérée efficace. Elle est utilisée depuis 1920 et elle a été développée en Allemagne par Katharina Schorth qui souffrait elle-même d'une scoliose. On estime que les exercices développés dans ce programme ont pu aider à réduire les courbures de 10 pourcents. En plus de la physiothérapie, il est essentiel que les personnes atteintes de scoliose dont la routine de travail est perturbée, ce qui est souvent le cas pour les scolioses sévères, suivent des séances d'ergothérapie. Si vous êtes atteinte d'un cas sévère de scoliose et que vous avez l'impression de ne pas maîtriser votre vie, vous devez contacter un thérapeute pour comprendre comment il peut vous aider. Une estimation, une intervention ainsi qu'une thérapie suivront probablement le diagnostic.

« Désordres musculo-squelettiques » a fait part d'une étude réalisée en septembre 2004 et dirigée par Mark Morningstar, D.C, Dennis Woggon, D.C et Gary Lawrence, D.C. Dans cette étude, 22 patients dont l'angle de Cobb se situait entre 15 et 52 degrés ont été étudiés. Les sujets ont suivi des protocoles de rééducation qui comprenaient des ajustements, des exercices, de la stimulation vibratoire et plus encore. Sur les 19 personnes qui ont participé à l'expérience, une réduction moyenne de 62 pourcents a été observée et aucun patient n'a présenté de détérioration de la courbure. Cette étude montre clairement qu'il existe des moyens de maîtriser la scoliose en toute sécurité grâce à des thérapies, des exercices et une rééducation.

En tant que future mère, vous devez comprendre que les choix que vous faites affectent votre bébé de plusieurs façons. C'est pourquoi vous devez vous assurer de contrôler et de traiter la scoliose de façon naturelle et sans prendre de risque pour votre santé.

La scoliose est héréditaire, c'est une chose dont nous sommes sûrs. Le groupe de James W. Ogilvie a découvert des marqueurs génétiques, deux loci génétiques majeurs et 12 loci mineurs, qui nous aident à comprendre le développement et la progression de la scoliose. Cela signifie que les prédispositions héréditaires vis-à-vis de la scoliose et la manière dont on peut en prévoir la progression sont connues. En sachant cela, nous pouvons utiliser des régimes particuliers pour traiter la maladie.

La plupart du temps, les méthodes traditionnelles ne fonctionnent pas car elles s'attaquent aux symptômes et non à l'origine de la maladie. C'est le cas pour toutes les options de traitements médicaux qui ne traitent pas le patient mais uniquement la courbure. Il est important que tout traitement soit personnalisé selon des facteurs biochimiques, neurologiques et métaboliques qui sont à la base du système humain comme je l'ai développé dans mon premier livre, « Votre programme pour la prévention et le traitement naturel de la scoliose ». Un traitement efficace ne peut pas être commun à tous les patients. Un traitement correct offrira des résultats si les spécificités de la courbure, les problèmes liés au mode vie, l'alimentation et d'autres facteurs sont pris en compte pour créer un traitement holistique personnalisé qui inclut le régime alimentaire, des exercices et des modifications du mode de vie afin de traiter la maladie, et pas seulement les symptômes.

Lorsque vous vous rendez chez le médecin, ce dernier sait d'avance ce qu'il vous prescrira et il prescrira vraisemblablement la même chose à votre mère, à votre frère ou à un ami qui viendrait chez lui en présentant les mêmes symptômes. La plupart des médicaments vous aideront à vous sentir mieux car ils réduisent la sévérité des symptômes. Ceci est vrai pour tous les cas de grippe, de fièvre, de rhume, de mal de tête, de trouble cardiaque et de scoliose. Lorsque vous traitez et que vous supprimez les symptômes, vous dites à votre corps d'ignorer les signaux qu'il vous envoie. Car les symptômes sont le seul moyen dont dispose le corps pour communiquer avec vous et pour vous dire que quelque chose ne va pas et nécessite votre attention. En utilisant la solution « rapide » consistant à « tirer sur le messager », il est probable que le problème ne sera pas complètement réglé.

La vision de la plupart des gens vis-à-vis de la santé du corps est unidimensionnelle. Ils observent les symptômes et ils cherchent ensuite des moyens pour les faire disparaître. Il s'agit d'une approche biologique bien simple de la chose dans son ensemble.

Au contraire, une approche plus holistique, au cours de laquelle le praticien comprend le patient dans son ensemble, est nécessaire. Cela signifie comprendre les déséquilibres fondamentaux qui existent dans le corps et tenter de faire disparaître complètement ces déséquilibres. Ce livre a été rédigé dans ce but. Il a pour objectif de venir en aide aux femmes atteintes de scoliose en les aidant à vivre toute leur grossesse en bonne santé, sans faire appel aux médicaments ou à des options chirurgicales avant de tomber enceinte.

CHAPITRE 7

SE PRÉPARER POUR UNE GROSSESSE EN BONNE SANTÉ

Que vous soyez atteinte de scoliose ou non, planifier une grossesse requiert une attention bien particulière. Vous décidez d'amener une nouvelle vie dans ce monde et il est donc de votre responsabilité de faire tout ce qui est en votre pouvoir afin d'assurer une parfaite santé à votre enfant. De plus, vous devez appliquer cette même attention à votre propre personne en prenant certaines mesures afin de vous assurer que votre grossesse se déroule de manière saine et sans risque, du mieux que vous pouvez.

Il est important de tout planifier correctement avant une grossesse. Vous vous assurez ainsi que les neuf mois de grossesse et la suite se dérouleront bien. La préparation est également importante car un grand nombre des organes du bébé commencent à se former durant les premières semaines. Cela signifie qu'il commencera à se développer avant même que vous sachiez que vous êtes enceinte. En planifiant votre grossesse, la période de conception se déroulera mieux, les risques de complications qui apparaissent généralement au cours des premiers stades seront réduits. Vous serez également en mesure de mieux vous remettre de l'accouchement et de minimiser les risques que le bébé développe toutes sortes de problèmes, y compris une scoliose.

Quatre-vingt dix pourcents des couples qui essayent de concevoir un bébé y parviennent en douze mois. Il est donc important d'abandonner tous vos petits défauts de la vie quotidienne et de vous préparer à accueillir un nouvel être humain dans notre monde. Cependant, si la conception requiert plus de temps, ne prêtez pas trop d'intérêt aux différents mythes qui entourent la grossesse et la scoliose. Le fait de décider d'avoir un enfant n'équivaut pas à appuyer sur un interrupteur pour allumer ou éteindre un appareil, il n'existe pas de pilule magique pour vous aider à concevoir un bébé. Ce processus doit suivre une progression naturelle et prendre un certain temps. Il est préférable d'utiliser la méthode bien connue des périodes d'ovulation plutôt que de faire appel à des procédures chirurgicales ou à des médicaments.

La plupart des médicaments que vous pourriez prendre vont probablement se contenter d'augmenter les taux chimiques dans votre corps, ce qui pourrait entraîner des problèmes par la suite. Les procédures chirurgicales sont non seulement onéreuses, mais elles peuvent également affaiblir votre corps et vous rendre incapable de gérer efficacement la grossesse. De plus, il n'existe pas de procédure qui garantisse la conception, que vous soyez ou non atteinte d'une scoliose.

Avant de commencer à comprendre ce que vous devriez faire afin d'augmenter vos chances de conception, vous devez comprendre comment fonctionne la fertilité. Katie Singer, qui enseigne les principes de la fertilité depuis 1997, présente plusieurs étapes à suivre afin d'augmenter les chances de conception. En réalité, elle affirme que si elle est suivie convenablement, la méthode de la prise de température est aussi efficace que les traitements hormonaux et ne présente pas d'effets secondaires.

Il est important de comprendre les principes de la fertilité avant d'essayer plusieurs méthodes pour améliorer vos chances de concevoir un bébé. Le corps d'une femme suit des cycles de refroidissement et de réchauffement tout comme notre Mère la Terre. Les niveaux de sécheresse et d'humidité déterminent le degré de fertilité d'une femme. Si en lisant ceci vous vous êtes dit : WOW, c'est que vous venez de découvrir combien la fertilité de la Terre et celle d'une femme sont connectées. Si vous connaissez la façon dont fonctionne votre corps, vous serez peut-être en mesure de déterminer les moments où vous êtes la plus fertile. Les changements qui surviennent au niveau des températures corporelles et des fluides cervicaux, ainsi que les changements qui s'opèrent au niveau de votre col de l'utérus, peuvent être observés afin de profiter des meilleures conditions pour concevoir un enfant.

Vous allez peut-être être surprise d'apprendre que le nombre total d'ovules produits par une femme est fixé lorsque le fœtus atteint quatre mois. Il existe de nombreux follicules dans les ovaires, ces follicules abritent les ovocytes qui ne sont pas arrivés à maturation. Au début d'une période de menstruation, une douzaine de ces follicules libèrent des œstrogènes. Cela entraîne une augmentation significative de l'appétit sexuel, une préparation de l'utérus et une ouverture du col de l'utérus. Le corps se refroidit également à ce stade. Ainsi, les signes de l'ovulation incluent une baisse de la température et des fluctuations de fluides vaginaux qui signalent une période fertile.

Il est également important de savoir qu'un ovule arrivé à maturation survit dans la partie extérieure des trompes de Fallope pendant un jour ou deux. Selon si vous avez eu des relations sexuelles ou non, ou si le fluide cervical de votre corps a été en mesure de maintenir le sperme vivant, l'ovule sera fertilisé ou non. Ensuite, les follicules commencent à produire de la progestérone qui assèche les fluides cervicaux et réchauffe le corps. Le col de l'utérus se referme également à ce stade et une nouvelle paroi utérine se prépare s'il n'y a pas eu de fertilisation.

Une des raisons les plus communes responsables de l'existence d'un délai dans la conception d'un enfant est le taux de graisse dans le corps. Votre taux de graisse peut déterminer avec quelle facilité vous serez enceinte ou non. Un excès ou un manque de graisse peut mener à des problèmes de fertilité. Dans certains cas, cela peut même mener à l'arrêt du système reproductif, entraînant ainsi des problèmes d'infertilité. Des données enregistrées dans des cliniques spécialisées dans la fertilité montrent que près de douze pourcents des cas d'infertilité peuvent être résolus simplement en gérant le poids et en atteignant un niveau optimal de graisse corporelle nécessaire à une grossesse saine.

La quantité de graisse dans votre système est l'un des facteurs qui affecte la possibilité de concevoir facilement ou non un bébé, car le corps a besoin d'œstrogènes, une hormone indispensable au processus de reproduction. Cette hormone est contenue dans les tissus gras du corps. Des taux faibles de graisse indiquent que le corps n'a pas assez d'œstrogènes et des taux élevés indiquent que le corps possède trop d'œstrogènes par rapport à ses besoins.

Vous pouvez maîtriser vos problèmes de poids vous-même, si vous souhaitez faciliter la conception. L'indice de masse corporel (IMC) est une bonne mesure pour savoir si vous êtes en surpoids, en sous poids ou si vous avez un poids idéal pour la conception, selon votre taille. L'IMC est un outil qui peut être utilisé pour toutes celles qui ont plus de 20 ans. Les différentes catégories d'IMC pour les femmes sont :

- Souspoids – en dessous de 18,5

- Normal – entre 18,5 et 24,9

- Surpoids – de 25 a 29,9

- Obésité – au dessus de 30

Le calcul de votre indice de masse corporelle, si vous connaissez votre poids et votre taille. La formule pour le calcul de l'IMC est : poids (en kg) / taille (en m) au carré. Il s'agit de la formule que vous pouvez utiliser si vous connaissez votre poids en kilogrammes et votre taille en mètres. Cependant, vous devrez effectuer quelques ajustements si vous calculez l'IMC à partir du système anglais avec comme unités des livres et des pouces.

Formule de l'IMC anglais

Poids en livres / [(taille en pouces) x (taille en pouces)] x 703

Formule de l'IMC métrique

Formule métrique : kilogrammes / [(taille en mètres) x (taille en mètres)]

Pourquoi prendre du poids

Certaines femmes redoutent d'avoir à prendre du poids. Il est important de comprendre qu'une prise de poids normale pendant la grossesse ne consiste pas à emmagasiner des réserves de graisses dues à la maternité. Le tableau ci-dessous met en évidence comment ces kilogrammes supplémentaires sont répartis.

Répartition du gain de poids (approximations)		
Bébé	7.5 lbs	3.4 kg
Placenta	1.5 lbs	0.7 kg
Fluides amniotiques	1.75 lbs	0.8 kg
Utérus	2.0 lbs	0.9 kg
Tissus mammaires	1.0 lb	0.40 kg
Augmentation du volume sanguin maternel	2.75 lbs	1.25 kg
Fluides dans les tissus maternels	3.0 lbs	1.35 kg
Réserves de graisses dues à la maternité	7.0 lbs	3.2 kg
Moyenne totale	26.5 lbs	12.0 kg

Une fois que vous connaissez votre indice de masse corporelle, vous pouvez voir si vous appartenez à la catégorie « sous-poids », « surpoids » ou « obèse ». Si vous ne tombez pas dans le segment d'IMC « normal » et que vous avez des difficultés à concevoir, il y a des chances que vos problèmes de fertilité soient liés à votre poids. Il est particulièrement courant pour les personnes atteintes de scoliose de se trouver dans la catégorie « surpoids » en raison du manque d'exercices. Celles qui n'ont pas suivi leur maladie en consultant un chiropracteur réaliseront peut-être qu'elles ont doucement pris du poids, sans s'en rendre compte. Dans certains autres cas, les patientes prennent du poids à cause de la dépression dont elles sont victimes du fait de la scoliose.

Il y a également celles qui sont très inquiètes à cause de leur maladie et qui décident de réduire les quantités de nourriture qu'elles consomment. Dans ces cas, il n'est pas rare de les retrouver dans la catégorie « sous-poids ».

Toutefois, si vous avez identifié la catégorie à laquelle vous appartenez, vous pouvez agir pour augmenter ou diminuer votre poids afin d'arriver à un poids optimal. Il est également important d'avoir la bonne quantité de graisse dans le corps car les nombreux nutriments nécessaires durant la grossesse sont stockés dans les cellules graisseuses.

Il n'est pas nécessaire d'être trop attentive à ce que vous mangez pour éviter de prendre du poids. C'est la période où vous devez vous détendre et vous relâcher un peu. Commencez à manger des aliments complets pour vous aider à ajouter de bonnes graisses à votre système. Contrôlez régulièrement votre poids pour ne pas dépasser vos objectifs.

Si vous êtes en surpoids, voire obèse, il est probable que vous ayez des taux élevés d'œstrogènes dans le corps. Des taux élevés de cette hormone agissent comme un contrôle de naissance naturel car les femmes qui sont en surpoids et qui parviennent à concevoir un enfant risquent beaucoup plus de faire des fausses couches.

Il est important de mentionner le poids de votre partenaire. Les hommes qui sont en sous-poids ou en surpoids ont également tendance à présenter des taux de sperme inférieurs. Vous devrez peut-être vous assurer que votre partenaire n'est ni en sous-poids, ni en surpoids afin de réussir à concevoir.

De nombreuses personnes atteintes de scoliose pensent qu'elles devraient subir une chirurgie avant d'envisager d'être enceinte. Même si la procédure chirurgicale est à même d'affecter certains des symptômes de la scoliose et de les soulager, il est peu probable que la scoliose soit guérie définitivement.

Et si vous décidez de suivre une correction chirurgicale, vous devrez attendre au moins six mois à un an avant d'essayer d'avoir un enfant.

Le journal de médecine de la Clinique de Cleveland a noté que la prise de contraceptif oral est une méthode utilisée pour régulariser la menstruation surtout chez les femmes atteintes du syndrome des ovaires polykystiques. Le fait est que la contraception orale supprime de nombreuses sortes de fonctions qui font partie du processus naturel de la maturation des follicules, de la maturation des ovocytes, de la production d'œstrogène etc. ... Le plus ennuyeux est que le saignement qui a lieu lorsque vous ne prenez plus la pilule est une sorte de « saignement de privation », différent du saignement de la paroi utérine dans le cas des femmes en bonne santé.

Bien sûr, il y a des médecins qui prescrivent la contraception orale comme moyen de contrôler les naissances, même s'ils connaissent les effets que cela a sur votre corps. Ceci est d'autant plus navrant quand on connaît tous les médicaments divers qui doivent ensuite être prescrits pour augmenter le taux de fertilité. Ces derniers stimulent les ovaires pour qu'un nombre plus important de follicules arrivent à maturité par rapport à la physiologie normale du corps. Cela signifie que les taux d'œstrogène produits sont quatre fois supérieurs aux taux de base réguliers ou avant la prise de médicament.

Un excès de ces hormones peut en découler et peut être extrêmement dangereux pour la femme et pour l'enfant qui est né. Il existe des effets secondaires et des contre-indications pour ces médicaments, mais celles-ci sont indiquées en caractères si petits qu'il vous faudrait une loupe pour pouvoir les lire. Le dépliant qui accompagne les médicaments destinés à augmenter la fertilité n'est parfois mis à disposition des clients que sur demande. La raison est simple : les laboratoires pharmaceutiques doivent, selon la loi, mentionner que ce type de médicament ne doit pas être utilisé sur plus de trois ou quatre cycles. Il est clair que les laboratoires ne souhaitent pas informer les consommatrices sur ce point précis. Des femmes ont pris ces médicaments pendant plus de 12 cycles, en ignorant les dommages qu'ils occasionnaient sur leur organisme.

Cependant, vous pouvez stimuler votre fertilité de plusieurs façons tout à fait naturelles. Si vous trouvez que la conception prend plus de temps que prévu à cause de la scoliose, vous pouvez utiliser des méthodes holistiques bien connues qui ont aidé d'autres femmes à concevoir un enfant. Ces méthodes n'impliquent pas de prises de médicaments, de produits chimiques ou toutes autres sortes de méthodes invasives qui peuvent être néfastes pour votre corps.

Il est possible, si vous vous inquiétez à propos de votre scoliose et du type de grossesse que vous expérimenterez, que vous rencontrerez des difficultés à concevoir un bébé. L'anxiété est intimement liée à l'infertilité et aux problèmes de conception. Trop de stress et d'inquiétude peuvent altérer les équilibres chimiques de votre corps. La dépression peut également perturber les équilibres chimiques de votre système et empêcher la conception. Il existe des contrôles que la nature a déjà mis en place. Lorsque vous vous inquiétez trop ou que vous êtes en dépression, vous n'êtes absolument pas en mesure de prendre soin d'un nouvel être humain. La nature essaie d'éviter cette situation où une personne incapable de prendre soin d'un bébé parvient à le concevoir.

Lorsque vous tentez de concevoir un bébé, essayez de vous éloigner de vos soucis. Lisez ce livre du début à la fin et faites disparaître vos peurs relatives à une grossesse vécue en étant atteinte de la scoliose. Rendez-vous chez votre gynécologue et chez votre chiropracteur, et posez toutes les questions qui vous passent par la tête. DETENDEZ-VOUS et laissez-vous aller ! Plus vous y penserez, plus il sera difficile de concevoir un enfant. Si vous prenez des médicaments contre l'anxiété ou des antidépresseurs, il faut impérativement arrêter de les prendre. Même si des médecins vous affirment qu'il est normal de prendre ces médicaments lorsque vous essayez d'avoir un bébé, rappelez-vous que votre bébé commence à se développer avant même que vous ne réalisiez que vous êtes enceinte. Les risques liés à la prise de ces médicaments - comme les benzodiazépines - sont des malformations congénitales, des symptômes périnataux, des troubles du comportement, de l'hypothermie, des faiblesses musculaires etc. Les méthodes utilisées pour réduire l'anxiété ou la dépression devraient être complètement naturelles.

Vous pouvez utiliser des techniques de méditation pour vous détendre. De plus, assurez-vous de vous entourer de personnes positives qui ne stimulent pas votre anxiété en vous parlant d'événements sujets à controverses ou négatifs. En étant en compagnie de personnes positives, vous serez en mesure de rester calme. Rejoignez un forum de femmes atteintes de scoliose et qui ont vécu une grossesse, et partagez vos interrogations avec elles. Si vous avez la chance de rencontrer des femmes qui ont mené à bien leur grossesse sans aucun problème, votre confiance en vous va augmenter et vous sous sentirez mieux et plus détendue par rapport à la conception et la grossesse en elle-même.

Même si la conception prend plus de temps que prévu, ne vous inquiétez pas. Restez détendue, comptez les jours et essayez à nouveau ! Si votre poids est normal, vous devez compter au moins 12 mois avant de commencer à penser à des mesures actives pour la conception. Rappelez-vous que la scoliose n'a aucune incidence sur le délai qu'il vous faudra pour être enceinte.

Si vous avez l'impression que les positions sexuelles n'ont d'intérêt que de modifier la routine, d'ajouter du piment ou de faire en sorte que les choses soient intéressantes entre époux, vous allez être surprise. En effet, il existe des positions qui ne sont pas aussi favorables à la conception que d'autres. Par exemple, lorsque la femme se trouve sur le dessus, la position implique que le sperme voyage contre la gravité pour se diriger vers l'ovocyte. Cela n'est bien évidemment pas la meilleure position sexuelle lorsque vous essayez de concevoir un enfant. La position du missionnaire, avec l'homme sur le dessus est la meilleure position lorsque vous essayez d'avoir un bébé. Il est également important de rester allongée après les relations sexuelles pour permettre au sperme d'avoir assez de temps pour se rendre jusqu'à l'ovocyte. Ne vous hâtez pas pour vous lever et vous rafraîchir. Placez un oreiller sous vos hanches pour faciliter le déplacement du sperme vers l'ovocyte.

Il existe d'autres aspects très basiques qui vous aident à concevoir un bébé et que vous voudrez peut-être connaître. Ils sont basés sur des observations réalisées au cours de nombreuses années. Le niveau de viscosité des sécrétions vaginales définit la rapidité du déplacement du sperme vers l'ovocyte. Plus vos sécrétions vaginales seront fluides, plus il sera facile pour le sperme de circuler. Vous pouvez consommer certaines herbes qui sont réputées augmenter les sécrétions vaginales. Ce sont les herbes Ashwagandha, Shatavari, Yashtimadhu, Ashoka et Kumari. Vous pouvez également surveiller les sécrétions vaginales en observant votre papier toilette tous les matins. La texture des sécrétions vaginales change selon la période de votre cycle menstruel. Elles évoluent d'une substance gluante et collante vers une substance à consistance laiteuse, puis vers une consistance glissante et claire comme du blanc d'œuf. Cette dernière sécrétion est la meilleure et la plus fertile pour aider le sperme à survivre pendant de longues périodes dans le corps en lui procurant les nutriments nécessaires.

Les légumes feuillus verts et les jus de fruits frais sont connus pour nourrir le système reproductif. Même lorsque vous essayez de concevoir un bébé, il n'est pas recommandé de vous comporter comme des lapins. Espacer les relations sexuelles peut aider votre partenaire à produire du sperme sain et résistant qui pourra voyager jusqu'à votre utérus sans abandonner !

Assurez-vous que votre partenaire remplisse sa part du marché dans votre quête pour être enceinte. Si votre partenaire fume, assurez-vous qu'il arrête et qu'il cesse la consommation de toute drogue illégale. Pour lui, le port du boxer serait préférable au port du slip et des pantalons amples sont préférables à des jeans serrés. Cela assure que les testicules sont plus au frais, en les éloignant du corps afin de produire davantage de sperme. De nombreuses cultures orientales pensaient que l'homme avait également besoin de consommer un régime riche en nutriments pour concevoir un enfant et elles avaient raison.

Le foie, les poivrons rouges, les carottes, les céréales et les abricots contiennent suffisamment de vitamine A pour entraîner l'augmentation du nombre de spermatozoïdes. Heidi Murkoff mentionne dans son livre populaire « What to Expect When you are Expecting ? » la manière dont des carences en vitamine A sont liées à un faible taux de spermatozoïdes, réduisant ainsi la fertilité masculine. D'autres aliments qui peuvent vous aider à augmenter les taux de vitamine A de façon naturelle sont la laitue, les épinards, les patates douces et les brocolis. La vitamine C affecte également la mobilité et la viabilité du sperme. Les antioxydants contenus dans les asperges, les pois mange-tout, les tomates cuites et les fraises peuvent également aider à augmenter le nombre de spermatozoïdes.

Les hommes peuvent présenter de faibles taux de testostérone à cause de faible taux de zinc ou de plomb. Cela peut également réduire le nombre de spermatozoïdes. Des taux élevés de folates ne sont pas seulement importants pour les femmes, mais également pour les hommes car des taux faibles entraînent un taux plus important d'anormalités chromosomiques.

Ne transformez pas le processus de conception d'un enfant en une tâche à accomplir. Vous devez apprécier le processus avec votre partenaire malgré les calculs et la planification. Alors habillez-vous pour lui et surprenez-le, car les femmes qui apprécient leur partenaire sont censées mieux accueillir le sperme.

Essayez d'avoir vos relations dans le noir afin de réduire la production de mélanine, une hormone qui peut réguler les autres hormones reproductives. Cela pourrait affecter votre cycle menstruel et aider à la conception du bébé.

Tout comme votre esprit, votre corps a besoin d'être préparé pour le bébé. Cela signifie que vous devez préparer un terrain sain pour recevoir le bébé. Il existe de nombreuses choses à exclure, ainsi que d'autres qu'il faudra inclure dans votre style de vie pour vous préparer. Une grande partie est liée au régime alimentaire que vous suivez et à votre niveau d'activités journalières. Voici quelques aspects à inclure et à exclure de votre régime alimentaire et de vos activités physiques lorsque vous vous préparez à envisager une grossesse.

A inclure

1. *Les multivitamines* : c'est une bonne idée de commencer à prendre des multivitamines lorsque vous décidez de concevoir un enfant. Il est important que vous receviez ces vitamines à partir d'aliments naturels et complets afin de maximiser les quantités absorbées. Lorsque le corps reconnaît les aliments naturels que vous consommez, il commence à absorber les vitamines contenues dans les aliments de façon bien plus efficace que lorsque vous les consommez sous forme de pilules

concentrées. Les vitamines et les compléments conventionnels sont des isolats chimiques qui ne sont pas aussi complets et bénéfiques que les compléments naturels.

2. *Folates* : Les acides foliques sont réputés aider au développement neural du fœtus.

3. *Les graisses* : Des taux relativement plus importants de graisse sont nécessaires au corps pour la préparation d'une grossesse. Cela est essentiel lorsque vous n'êtes pas en surpoids. Les produits laitiers avec 100 % de matières grasses sont reconnus pour augmenter la fertilité. Il est conseillé d'utiliser du beurre pour cuire les aliments plutôt que d'utiliser de la margarine ou des huiles végétales. D'autres options saines pour les graisses sont : l'huile d'olive et l'huile de noix de coco.

4. *Les protéines* : des niveaux adéquats de protéines peuvent aider à préparer le corps pour les moments où vous aurez besoin de toutes les protéines nécessaires pour le bébé. A ce stade de développement, les protéines sont des nutriments essentiels qu'il faut fournir à votre bébé. Le poisson, les haricots et les œufs sont de très bonnes sources de protéines pendant la grossesse.

5. *L'huile de foie de morue* : il s'agit d'un ingrédient auquel les sociétés traditionnelles et orientales ont toujours cru. Le folklore raconte que l'huile de poisson était utilisée dans des cas de problèmes de fertilité. Des études récentes montrent également que l'huile de foie de morue aide à augmenter les sécrétions vaginales, assurant ainsi des grossesses plus saines et une production de lait plus riche et plus saine.

6. *Le zinc* : Le zinc est connu pour être très bon pour les femmes atteintes de scoliose. Votre partenaire devra également en consommer davantage. Le zinc contribue efficacement à la fertilité masculine. Les fruits de mer sont extrêmement riches en zinc.

7. *Les liquides* : Ne vous privez pas de liquides mais assurez-vous que ce soient les bons. Consommez beaucoup d'eau, de soupe, de tisane, de lait et votre corps ne sera pas intoxiqué et il restera sain.

A *éviter*

1. *La caféine* : La caféine a été associée à l'endométriose ; l'endomètre cause les douleurs prémenstruelles et la dysménorrhée. Votre partenaire devrait également éviter la caféine pour préserver la santé de son sperme.

2. *Alcool* : Un verre de temps en temps ne vous empêchera pas de concevoir un enfant, mais consommer de l'alcool modérément peut influer sur la production d'œstrogène. Une étude montre qu'en réduisant la quantité de verres à moins de cinq par semaine, les chances de concevoir peuvent augmenter significativement.

3. *La nicotine* : Il s'agit d'un NON absolu. Fumer détruit les ovules et si vous concevez avec un ovule qui a été abîmé par des taux élevés de nicotine dans votre corps, vous risquez de donner naissance à un enfant atteint de problèmes congénitaux. Si vous êtes fumeuse, arrêtez immédiatement et éloignez-vous même du tabagisme passif au minimum trois mois avant d'envisager d'avoir un enfant.

4. *Les « drogues »* : Cela ne fait pas référence aux drogues en vente libre et dont nous savons qu'elles sont nocives pour le corps. Nous parlons de toutes les sortes de traitements médicamenteux que vous pouvez suivre. Si vous prenez des médicaments, quelle qu'en soit la cause, vous devez en discuter avec votre gynécologue et vous assurer qu'ils sont sans risque pour le bébé que vous planifiez d'avoir.

Après avoir effectué tout cela, si vous rencontrez encore des problèmes de conception, il existe des mesures spécifiques que vous pouvez prendre afin de vous assurer que le sperme atteindra les ovules au moment de l'ovulation. Vous aurez peut-être l'impression de tout calculer, mais il est important de suivre ces étapes spécifiques vers la conception. Il existe des signes qui vous préviennent lorsque vous êtes prête à ovuler ou que vous venez d'ovuler, et qui vous permettent de connaître le bon moment pour concevoir.

Vous pouvez utiliser un thermomètre spécial pour mesurer la température basale. Ces thermomètres peuvent vous aider à enregistrer les variations légères de température. Tenez un journal dans lequel vous inscrirez vos températures quotidiennes. Votre température tend à être inférieure à la normale les quelques jours qui précèdent l'ovulation. Une fois l'ovulation commencée, votre température corporelle commencera à monter, puis elle se maintiendra quelques temps avant de retomber avant le cycle suivant. Assurez-vous de prendre votre température à la même heure, chaque jour, afin que les variations diurnes n'influent pas sur les résultats.

Les sécrétions vaginales sont un autre aspect que vous pouvez observer pour savoir si vous êtes sur le point d'ovuler. Prenez un mouchoir et essuyez la région vaginale pour observer les sécrétions vaginales. Lorsque vous approchez de l'ovulation, le fluide devient plus laiteux et crémeux, puis il devient plus glissant, comme un blanc d'œuf. C'est le moment où vous allez ovuler.

Dirigez-vous vers votre lit lorsque vous remarquez ces signes qui vous informent que l'ovulation a eu lieu. Ce sont les meilleurs jours pour concevoir. Tout en effectuant ces choses qui multiplient vos chances d'être enceinte, assurez-vous de suivre le régime alimentaire mentionné ci-dessus, essayez d'aller vers un poids idéal et faites de l'exercice pour améliorer la circulation du sang vers vos organes reproducteurs. Commencer une routine de yoga prénatal peut également aider votre corps à se préparer pour le bébé. Cela vous détendra aussi et vous permettra de profiter pleinement de votre grossesse plutôt que de la considérer comme une contrainte.

Vous rendre dans une clinique spécialiste de la fertilité ou chez un docteur n'est pas la première chose à faire si vous n'arrivez pas à être enceinte. Il est important de garder à l'esprit qu'il faut environ un an pour tomber enceinte. La décision de se tourner vers une clinique spécialisée dans la fertilité ne doit être prise qu'après avoir tout essayé et après avoir continué de suivre les conseils mentionnés ci-dessus pendant au moins un an. Vous pouvez concevoir un enfant de façon naturelle malgré votre scoliose, la scoliose ne vous empêchera pas de faire un bébé. Ne vous inquiétez pas si, pour être enceinte, cela vous prend du temps.

Si vous devez absolument voir un médecin spécialiste de la fertilité, effectuez des tests de fertilité basiques, dont un test pour connaître le nombre de spermatozoïdes chez votre partenaire. Demandez tout d'abord à effectuer des tests non-invasifs avant d'essayer toutes les autres options.

Enfin, il est également très important de vous assurer d'être émotionnellement et financièrement préparée pour l'arrivée de ce bébé. Ces aspects basiques sont importants lorsque vous décidez d'amener un bébé dans notre monde. Vous devez être en mesure de lui consacrer beaucoup de temps, d'amour, d'attention et de confort.

CHAPITRE 8

ETRE ENCEINTE –
LE PREMIER TRIMESTRE

Réaliser que vous êtes enceinte peut être un moment de grand bonheur. Il y a des choses que vous allez attendre avec impatience, et anticiper l'arrivée d'une nouvelle vie dans la maison remplit tout le monde de joie. Assurez-vous de profiter de ces moments et de ressentir ces émotions au maximum.

Il existe de nombreux signes de grossesse dont vous devrez être consciente. Ces signes vous indiqueront que vous pouvez effectuer un test de grossesse chez vous ou à l'hôpital pour confirmer vos soupçons. Voici quelques signes de votre grossesse que vous pourrez observer assez rapidement.

- *L'aménorrhée :* C'est le signe le plus commun d'une grossesse, il fait référence à l'absence de règles. Parfois les règles peuvent ne pas survenir en cas de voyages successifs, de fatigue, de déséquilibres hormonaux, de perte de poids extrême ou d'arrêt de la pilule.

- *Les nausées matinales :* il s'agit d'une sensation de nausées qui peut être ou non accompagnée de vomissements. Bien qu'on emploie le terme « nausées matinales », elles peuvent apparaître à tout moment de la journée. Les femmes peuvent développer ces nausées à n'importe quel moment entre la deuxième et la huitième semaine de grossesse. Les nausées peuvent également être causées par des intoxications alimentaires, par du stress émotionnel et par d'autres maladies.

- *L'envie d'uriner fréquemment :* l'envie d'uriner fréquemment est un autre signe d'une grossesse éventuelle et peut apparaître dès les deux à troisième semaines après la conception. Cela peut aussi être dû à du diabète, à du stress ou à une infection urinaire.

- *Des picotements au niveau des seins et les seins qui grossissent :* La poitrine se transforme quasiment dès la conception.

Au cours du premier trimestre, l'assombrissement de l'aréole ou de la partie sombre du téton, des lignes bleues ou roses sous la peau de votre poitrine et des envies de nourriture sont d'autres signes qui vous indiqueront que vous êtes enceinte.

La plupart des femmes confirment qu'elles sont enceintes en effectuant un test de grossesse par analyse d'urine. Il s'agit d'un simple kit que vous pouvez utiliser pour confirmer si vous êtes ou non enceinte. Le kit indique le résultat, ce dernier peut être interprété grâce à des indications très claires. Ce kit détecte la présence de l'hormone hCG (l'hormone chorionique gonadotrope) dans l'urine. Les résultats des tests réalisés chez soi sont généralement fiables, mais si le résultat est positif, nous vous recommandons néanmoins de vous rendre dans un laboratoire et de faire un test de grossesse par prise de sang pour confirmer les résultats. Le seul aspect négatif des tests de grossesse effectué chez soi est lié au fait qu'il peut vous indiquer un résultat négatif alors que vous êtes réellement enceinte, et votre première visite chez le médecin en sera retardée. Un examen médical confirme la grossesse de manière définitive. L'examen physique est susceptible d'inclure un examen de l'utérus, on constatera un élargissement de ce dernier, la texture de l'utérus pourra également être différente, plus douce.

La grossesse entraîne de grandes responsabilités. Vous avez l'impression de devoir faire attention à tout pour être sûre de ne pas blesser le fœtus d'une quelconque manière. Il est également évident que votre corps va subir de nombreux changements. En réalité, le jour où vous réaliserez que vous êtes enceinte, vous le serez déjà sûrement depuis quelques semaines.

Vous devrez faire de nombreuses choses, mais avant de commencer à en comprendre les subtilités, il est important de bien comprendre les transformations de votre corps et ce à quoi vous devez vous attendre au cours des différents rendez-vous chez les différents médecins que vous allez devoir consulter.

De bons soins prénataux sont extrêmement importants lors d'une grossesse. Ainsi, assurez-vous de bien choisir votre médecin. Trouvez quelqu'un en qui vous avez complètement confiance afin de vous sentir à l'aise lorsque vous discuterez de tous les différents aspects de la grossesse. De plus, pensez à prévenir votre gynécologue de l'existence de votre scoliose afin qu'il en soit informé et qu'il puisse en tenir compte. En fait, présenter votre gynécologue à votre chiropracteur ou au médecin qui traite votre scoliose afin qu'ils comparent leurs notes et arrivent à trouver la meilleure option pour vous en termes de nutrition, d'exercices et de soins prénataux serait une bonne chose.

Bien que cela puisse sembler un peu tôt, vous devrez essayer de discuter des différents types d'accouchement afin de commencer à vous préparer. Vous pouvez envisager d'accoucher dans différents types de salles d'accouchement ou sur différents types de chaise d'accouchement, voire d'accoucher dans l'eau ou à la maison. La méthode Leboyer, qui consiste à accoucher dans un bain, est une méthode qui fait de nouveaux adeptes ; l'accouchement s'effectue dans une eau dont la température est contrôlée et non traumatisante pour le bébé. Les lumières de la salle d'accouchement sont tamisées pour faciliter la transition entre l'environnement sombre de l'utérus et la lumière du jour. Donner une tape sur les fesses du bébé n'est également pas recommandé dans ce type d'accouchement. Le cordon ombilical reste intact au moment où la maman et le bébé font connaissance pour la première fois, ce n'est qu'ensuite qu'il est coupé.

Dépistage

Maintenant que vous êtes enceinte, tenir compte de vos antécédents de santé devient extrêmement important. Certains aspects à prendre en compte sont vos grossesses précédentes et vos avortements s'il y a lieu, votre état de santé général, votre régime alimentaire, votre condition physique et l'historique de vos césariennes, le cas échéant. Vous devrez également vérifier si l'enfant a le même type de rhésus que vous. Des rhésus différents peuvent causer des problèmes lors de l'accouchement et vous devez donc le connaitre. Si vous avez des antécédents de fibromes, d'endométriose ou de béance de l'utérus, vous devrez rester sous la surveillance constante d'un gynécologue.

Le dépistage du syndrome de la trisomie 21 est effectué au cours du premier trimestre de la grossesse. Le contrôle consiste à émettre un ultrason afin de vérifier si des fluides sont présents en excès derrière le cou du fœtus. Un test sanguin est également effectué pour vérifier le dosage de la protéine A plasmatique et de l'HCG (l'Hormone Chorionique Gonadotrope). Ce dépistage est effectué entre la 10eme et la 14eme semaine de la grossesse. D'autres tests de dépistage peuvent être envisagés : le Prélèvement de Villosités Choriales (P.V.C.) est capable de détecter plus 3.800 anomalies génétiques. Cependant, ce test nécessite que vous donniez un échantillon de cellules du placenta prélevé dans votre vagin.

Les changements dans votre corps

Le premier trimestre représente le moment où vous commencerez à accepter le fait d'être enceinte. Bien que cela ne soit pas une obligation, vous ressentirez peut-être certains symptômes qui indiqueront votre grossesse. Vous ressentirez certains changements physiques, comme une fatigue élevée et un besoin de dormir accru, des envies d'uriner fréquentes, des nausées, des vomissements, des brûlures d'estomac et des problèmes de digestion, des envies ou au contraire des dégoûts pour la nourriture et des changements au niveau de votre poitrine. Au niveau émotionnel, vous serez relativement instable, avec des sautes d'humeur et de l'irritabilité.

Lorsque vous entrerez dans le second mois, vous constaterez certainement une prise de poids. La balance le montrera également. Les envies fréquentes d'uriner, les nausées, les envies et les dégoûts pour la nourriture et la fatigue seront toujours présents. Vous pourrez commencer à avoir des pertes vaginales blanchâtres et de légers maux de tête. Certaines femmes se sentent également faibles et victimes d'étourdissements. Si vous vous sentez faible, il est alors préférable de s'en inquiéter et il ne faut pas vous lever trop soudainement lorsque vous êtes assise. Vous remarquerez peut-être aussi que vos vêtements sont plus serrés au niveau de l'abdomen.

Au cours du troisième mois, vous découvrirez des symptômes similaires, mais vous allez peut-être retrouver votre appétit et réaliser que vous avez besoin de manger un peu plus. C'est également la période où vous vous sentirez plus sereine par rapport à votre grossesse et où vous accepterez mieux les modifications corporelles. Vous ressentirez également une sérénité et une tranquillité soudaines.

Vous sentir mieux au travail

Si vous travaillez, il est nécessaire de vous assurer que vous vous sentez bien au bureau. Veillez à bien prendre trois repas équilibrés par jour. Le petit-déjeuner doit être copieux et constituer un moment de détente. L'adage qui dit que le petit-déjeuner est le repas le plus important de la journée est particulièrement vrai au cours de la grossesse. Gardez quelques en-cas sains au bureau pour ne jamais avoir faim ou pour ne pas prendre le risque de travailler tard sans rien avoir à manger.

Malgré vos besoins d'uriner fréquemment, continuez à boire au moins deux litres d'eau chaque jour. Si vous pensez que vous rendre à la bonbonne d'eau trop souvent est un problème, prenez une jolie petite bouteille avec vous et emmenez-la pendant vos réunions. De nos jours, vous trouverez facilement des vêtements de grossesse confortables. Alors dès que votre jupe ou votre pantalon deviennent trop serrés, investissez et achetez des vêtements de maternité pour ne pas porter des vêtements serrés au travail. Etre mal à l'aise au travail toute la journée n'est pas une solution.

Ne restez pas trop longtemps en position assise ou debout. Cela sera de plus en plus important, au fur et à mesure que vous avancerez dans votre grossesse et nécessitera une attention particulière de votre part. Si votre travail implique de rester debout pendant de longues périodes, vous investirez peut-être dans un petit tabouret sur lequel vous pourrez poser le pied afin de diminuer la pression infligée à votre dos. Si vous avez un travail de bureau où vous êtes assise, faites régulièrement des pauses pour remplir votre bouteille d'eau, aller aux toilettes pourra également soulager la pression au niveau de votre dos. Utilisez une chaise confortable pour vous asseoir et travailler. Si votre chaise n'est pas particulièrement confortable, parlez-en à votre supérieur hiérarchique et demandez-lui de vous fournir une chaise plus ergonomique afin de soulager le bas de votre dos. Bien que cela soit quelque chose de nécessaire pour toutes les femmes enceintes, ceci est particulièrement important pour vous qui êtes atteinte de scoliose. Prenez donc le temps de rendre votre espace de travail agréable.

Evitez de porter des objets lourds et restez loin des zones fumeurs. Emmenez une brosse à dents à votre travail pour vous laver les dents après chaque repas et, si vous souffrez de nausées matinales, apportez des pastilles à la menthe et des bonbons qui pourront vous soulager.

Utilisez vos RTT et prenez ponctuellement une journée tout simplement pour vous détendre et vous relaxer. Emmenez de la musique au travail et écoutez des musiques relaxantes lorsque vous n'effectuez pas des tâches qui nécessitent toute votre attention. Ecouter de la musique peut être extrêmement relaxant et bon pour votre bébé.

Assurez-vous de bien être à l'écoute de votre corps. Si un jour vous vous sentez particulièrement fatiguée, essayez de partir plus tôt et proposez de travailler ou de vérifier vos emails de chez vous si vous vous en sentez capable.

Fausse couche

La possibilité de faire une fausse couche est plus élevée au cours des trois premiers mois. De nombreuses personnes n'annoncent pas leur grossesse afin de la garder secrète jusqu'à ce que cette période difficile soit passée. Il existe de nombreux facteurs qui peuvent être à l'origine d'une fausse couche et il y a beaucoup à apprendre sur ces derniers. Plus important encore, il y a les idées reçues qui sont associées à la fausse couche. Vous pouvez être certaine que les fausses couches ne sont ABSOLUMENT PAS dues à l'utilisation d'un DIU (stérilet), à des avortements multiples, à un stress émotionnel temporaire, à des maladies du squelette comme la scoliose, à des chutes et à des blessures légères, aux relations sexuelles ou aux activités physiques qu'une personne à l'habitude de pratiquer.

Les facteurs que nous connaissons et qui sont connus pour augmenter les risques de fausse couche sont une mauvaise alimentation, la consommation de cigarettes, des carences hormonales, des infections bactériennes, les cardiopathies congénitales, des problèmes rénaux, le diabète ou les infections thyroïdiennes. Il est important de connaître ces aspects pour être sûre de prendre des précautions supplémentaires. Cependant, ne vous inquiétiez pas en cas de crampe, d'une douleur occasionnelle ou de l'apparition d'une petite tâche.

Des crampes violentes au niveau du bas de l'abdomen ou des saignements sont des signes annonciateurs d'une fausse couche. Vous pouvez commencer à vous inquiéter si la douleur ne cesse pas et qu'elle dure sur une longue période, une journée entière par exemple. Des petits saignements trois jours d'affilée ou des saignements importants doivent être immédiatement signalés à un gynécologue.

Gérer le stress

Ne laissez pas le stress de votre grossesse ou quoi que ce soit d'autre affecter votre état d'esprit. Cela peut entraîner de la fatigue, de la dépression ou de l'anxiété qui sont tous mauvais pour votre santé ou pour celle de votre futur enfant. Le stress induit également une négligence de votre part, vis-à-vis de votre grossesse, d'où une perte d'appétit ou une envie de vous jeter sur des aliments malsains.

Si quelque chose vous trouble, parlez-en. Pensez à communiquer avec votre partenaire sur ce que vous ressentez. En particulier si votre partenaire ne comprend pas bien, de lui-même, les modifications que votre corps subit pendant la grossesse. Il doit comprendre le degré de complications et de changements qui se produisent dans votre vie afin de pouvoir s'y adapter et y participer aussi. Vous pouvez également parler de votre situation à d'autres personnes, à des membres de votre famille, à un(e) ami(e), à votre gynécologue ou à quelqu'un en qui vous avez confiance.

Détendez-vous et réfléchissez aux causes de ce stress. Une grande partie du combat contre le stress consiste à identifier son origine. Cela signifie que vous êtes en mesure de faire quelque chose. Reposez-vous, si nécessaire, pour vous débarrasser de votre stress et utilisez des techniques de relaxation pour rester calme. Si vous ressentez qu'une situation particulière vous cause trop de tension, débarrassez-vous de cette situation de façon permanente.

Brûlures d'estomac et indigestion

En raison de la scoliose et de la pression que la colonne courbée exerce sur les différentes parties de votre corps, avec en plus votre utérus qui grandit, les brûlures d'estomac et les problèmes de digestion sont très courants. La première chose que vous devez savoir lorsque vous luttez contre des brûlures d'estomac et des problèmes de digestion, c'est que votre bébé est complètement inconscient du traumatisme que vous êtes en train d'affronter dans le cas présent. Assurez-vous juste de ne pas laisser cette situation influencer le régime alimentaire nutritif que vous devez consommer pendant cette période.

La tendance de toutes les femmes à se laisser aller sur le plan alimentaire lorsqu'elles sont enceintes est une des causes principales des brûlures d'estomac. De plus, certaines maladies particulières peuvent occasionner des brûlures d'estomac. Au tout début de la grossesse, les taux élevés de progestérone et de relaxine produites par le corps ont tendance à relâcher les muscles des voies gastro-intestinales, permettant ainsi à la nourriture de remonter dans l'œsophage, d'où des brûlures d'estomac et une sensation de ballonnements.

Si vous rêvez d'un miracle qui vous soulagera complètement des brûlures d'estomac, vous devriez savoir qu'il est impossible d'avoir une grossesse sans passer par cette étape. En fait, le ralentissement du processus de digestion aide les voies intestinales à absorber une grande quantité de nutriments à partir de la nourriture consommée, de façon plus efficace.

Cependant, cela ne veut pas dire que vous ne pouvez rien faire pour diminuer les symptômes des brûlures d'estomac ou pour essayer de réduire leur apparition au minimum. Même si vous devez bien manger, essayez de ne pas prendre trop de poids. Prendre du poids crée une pression sur l'estomac et il devient alors difficile de gérer les brûlures. Il est sage de s'assurer que la prise de poids est conforme à la normale. Elle doit être limitée à 11 ou 16 kilogrammes depuis la conception jusqu'à l'accouchement. Vous devriez prendre entre 500 grammes et 2 kilogrammes au cours du premier trimestre, et entre 500 grammes et un kilo toutes les semaines au cours du deuxième et du troisième trimestres. Faites des repas plus légers mais plus réguliers. Cela permet à l'estomac de digérer la nourriture avant d'en recevoir davantage. N'avalez pas votre nourriture en hâte. Prenez le temps de mâcher puis avalez. Essayez d'identifier les aliments spécifiques qui vous donnent des brûlures d'estomac et éliminez-les de votre régime alimentaire.

Ne portez pas de vêtements serrés au niveau de l'abdomen et tenez vous bien droite après un repas pendant au moins quelques heures. Calez-vous avec un oreiller pour dormir. Cela vous aidera également lorsque vous entrerez dans les autres trimestres. Si les symptômes sont trop difficiles à supporter, tournez-vous vers d'autres alternatives ou vers des relaxants naturels des voies gastro-intestinales.

La constipation

La constipation est un autre problème très commun chez les femmes enceintes au cours du premier trimestre. Les hormones responsables du relâchement de certains muscles entraînent également le ramollissement des muscles du bas de l'abdomen, ce qui se traduit par des difficultés à aller à la selle. Bien qu'il s'agisse d'un phénomène normal chez de nombreuses femmes enceintes, vous pouvez prendre certaines mesures pour améliorer la situation.

Incluez de grandes quantités de fibres dans votre régime alimentaire et ajoutez des légumes frais, des fruits, des céréales et des fruits secs. Evitez tous les aliments en conserve et tous les produits alimentaires transformés. Ce régime alimentaire ne va pas seulement soulager la constipation, il est également très nutritif pour vous à ce stade. Consommer de grandes quantités de liquides vous aidera à combattre la constipation de façon très efficace. Nettoyez votre système digestif à l'aide d'une grande quantité de liquides et n'oubliez pas que l'eau est particulièrement bonne pour votre santé.

Si vous ressentez le besoin de vous rendre aux toilettes, ne remettez pas cela à plus tard, même si vous êtes occupée. Allez-y lorsque vous en ressentez le besoin. Soyez attentive aux compléments alimentaires que vous prenez. Certains compléments de calcium ou de fer sont à l'origine de la constipation et il est intéressant d'en parler avec votre praticien si vous soupçonnez que cela se produit dans votre cas. Faire de l'exercice régulièrement peut vous soulager de ce problème. Cependant, sachant que vous souffrez de scoliose, assurez-vous de vous référer aux exercices précis détaillés dans un des chapitres suivants de ce livre afin d'effectuer les exercices adaptés qui peuvent vous aider au cours de votre grossesse sans causer de complications.

La prise de poids

Prendre du poids pendant la grossesse lorsque vous souffrez également d'une scoliose est très courant. Effectuer des exercices n'est pas vraiment la première chose qui vous viendra à l'esprit avec tout ce que vous avez déjà à gérer. Et étant donné que vous êtes préoccupée par votre scoliose, ce ne sera pas forcément quelque chose que vous aurez envie de mener de front. Une prise de poids excessive est susceptible de causer des problèmes supplémentaires, vous devez donc éviter que cela se produise.

Une chose importante qu'il faut également noter, c'est que tout le poids supplémentaire que vous aurez pris ne pourra être perdu. Vous ne pourrez pas rééquilibrer cette prise de poids au cours du trimestre suivant car le bébé aura besoin de recevoir des nutriments de façon constante afin de grandir. Donc, si vous avez pris du poids au cours du premier trimestre, vous ne pourrez pas limiter la consommation nutritionnelle au second trimestre. Veillez également à bien manger au cours du trimestre suivant.

La prise de poids au cours de la grossesse doit être optimale. Elle ne doit pas être supérieure à 9 kilogrammes. Avoir un excès pondéral peut causer des problèmes. Idéalement, votre prise de poids doit se situer entre 9 et 16 kilogrammes. Le rythme devrait être de 1,3 à 1,8 kilogrammes au cours du premier trimestre, de 5,4 à 6,3 kilogrammes au cours du second trimestre et de 3,6 à 4,5 kilogrammes au cours du troisième trimestre.

Changements hebdomadaires à observer au cours du premier trimestre

Le décompte des semaines de grossesse commence à la quatrième semaine, la première semaine commençant le jour où vous avez eu vos règles pour la dernière fois. Cela permet d'avoir des dates plus précises. Ci-dessous vous trouverez un résumé de certains des changements que vous observerez au cours des différentes semaines du premier trimestre de la grossesse.

☐ *Semaine 4* — Vous aurez évidemment une absence de règles qui sera un indice pour confirmer votre grossesse. Des nausées, des vomissements, des étourdissements, des maux de tête, des ballonnements, une sensation de satiété, de perte d'appétit et des envies d'uriner fréquentes seront courants. Certaines femmes seront peut-être victimes de saignements vaginaux si elles ont subi une implantation. Votre bébé sera encore un embryon de 2,54 cm et il n'exercera donc aucune pression sur votre colonne à ce stade.

☐ *Semaine 5* — La fatigue arrivera généralement au cours de la cinquième semaine. Des bouleversements hormonaux pourraient commencer à vous rendre plus irritable et émotive. Votre poitrine pourra également être plus sensible. Dormir avec une brassière de sport pourrait être utile. Dans la plupart des cas, les nausées matinales vont commencer à ce stade, si ce n'est déjà le cas. Vous serez peut être également habituée à vous lever fréquemment pour uriner.

☐ *Semaine 6* — Les symptômes déjà présents sont susceptibles de se détériorer au cours de cette semaine alors que le corps travaille dur pour préparer l'arrivée du bébé. Des envies de certains aliments et du dégoût pour d'autres peuvent apparaître. Assurez-vous de consommer des aliments sains dans des quantités raisonnables, même si vous avez perdu votre appétit. Le bébé peut atteindre 0,5 centimètres de la tête au fessier, mais il est possible qu'il soit recroquevillé, ce qui rend des mesures spécifiques très difficiles à effectuer.

☐ *Semaine 7* — En plus des symptômes initiaux, vous serez peut-être victime de constipation, de pertes vaginales et d'une salivation excessive. Il est courant de se sentir étourdie ou d'avoir des maux de tête et des problèmes de digestion. C'est aussi à cette période que votre abdomen va commencer à se développer, et les vêtements serrés pourraient devenir inconfortables. Commencez à investir dans des vêtements de maternité pour faciliter votre quotidien.

☐ *Semaine 8* — A ce stade, votre utérus sera de la taille d'une pomme. De la fatigue, une poitrine gonflée, de l'acné et une digestion lente s'ensuivront. La digestion lente entraînera des ballonnements, mais elle aidera également à mieux absorber la nourriture et vous pourrez assimiler davantage ce que vous mangez. Il est préférable de faire des repas légers mais plus réguliers et d'éviter les aliments gras.

☐ *Semaine 9* — Le nez bouché et des brûlures d'estomac sont susceptibles de s'ajouter à cette liste déjà longue des symptômes que vous devrez affronter. Des sautes d'humeurs sont également courantes et vous pourriez pleurer à la moindre occasion. Prévenez votre partenaire afin qu'il ne soit pas trop surpris par ce changement de personnalité.

☐ *Semaine 10* — Des changements au niveau de votre teint sont susceptibles d'apparaître. Vous remarquerez peut-être des tâches et de l'acné, et une prise de poids commencera à se faire sentir. Il vous faudra être attentive à votre hygiène buccale car les gingivites sont fréquentes chez les femmes enceintes.

☐ *Semaine 11* — C'est à ce moment que l'utérus va commencer à se développer, juste au-dessus de l'os pubien. Cela signifie que votre abdomen va très rapidement commencer à s'agrandir et à être visible. Vous devez garder une bonne posture afin de ne pas souffrir de douleurs dorsales.

☐ *Semaine 12* — Au cours de la dernière semaine de votre premier trimestre, votre visage va prendre le teint rayonnant de la femme enceinte, ce qui vous aidera à vous sentir mieux. Un flux sanguin plus élevé et une augmentation de la sécrétion de la glande sébacée vous donneront une peau plus douce et retendue. C'est aussi à ce moment que les nausées matinales devraient disparaître dans la plupart des cas. Même si vous prenez du poids, la fatigue va disparaître.

CHAPITRE 9

PORTER LE POIDS – LE SECOND TRIMESTRE

L'arrivée du second trimestre apporte un bol d'air à la plupart des femmes enceintes car il est censé être le trimestre le plus facile des trois à traverser. Cependant, pour une femme atteinte de scoliose, il apporte son lot de défis. Même si vous ressentez une diminution des différents symptômes que vous avez observés au cours du premier trimestre, vous devrez affronter de nouveaux défis au fil de la croissance du bébé.

A ce stade, l'utérus sera de la taille d'un petit melon. Le bébé fera environ 12 à 13 centimètres et pèsera environ 140 grammes. Le corps du bébé commence à grandir à un rythme plus rapide que la tête, et les proportions du bébé commencent donc à correspondre davantage à des proportions humaines. Lorsque vous arriverez à la fin du second trimestre, le bébé devrait atteindre 30 centimètres et peser 900 grammes. A ce stade, votre bébé va commencer à bouger et à exercer de la pression sur la paroi utérine. Même si les cordes vocales sont développées, le bébé ne parle pas dans l'utérus. Le hoquet fœtal est courant et il vous arrivera de le constater de temps en temps.

Les changements corporels

Les symptômes que vous avez subis au cours des trois derniers mois ne disparaîtront pas immédiatement au début du second trimestre. Vous ressentirez peut-être encore un peu de fatigue et d'épuisement, ainsi que des maux de tête de manière occasionnelle. Les problèmes de digestion sont également susceptibles de persister. Avec la prise de poids, vous allez peut-être souffrir de gonflements au niveau des chevilles et voir apparaître des varices. Au cours du cinquième ou du sixième mois, des crampes au niveau des jambes pourraient se faire sentir.

La difficulté liée au fait de porter l'enfant devient de plus en plus grande au fur et à mesure que la zone abdominale s'élargit. Vous ressentirez peut-être des douleurs dorsales plus aiguës au fil des mois. Il est recommandé de ne pas prendre d'antidouleurs pour soulager cette douleur plus forte que la normale causée par votre scoliose. Utilisez des méthodes alternatives pour soulager la douleur et l'inconfort, et continuez à effectuer les exercices que nous vous indiquons.

Vous aurez peut-être également des pertes vaginales blanchâtres. Ces pertes peuvent augmenter au cours du second trimestre. Il s'agit d'un épisode normal au cours de la grossesse, et cela ne doit pas vous préoccuper. A la fin du quatrième mois vous allez également ressentir des mouvements au niveau du fœtus. Sentir votre bébé à l'intérieur de vous et constater qu'il répond à votre voix peut être un grand bonheur. Cependant, cela pourrait également vous surprendre de temps en temps lorsqu'il exerce de la pression sur certaines zones sensibles.

Les mouvements du fœtus que vous pouvez ressentir peuvent être assimilés à des spasmes musculaires, des papillons dans le ventre, une sensation de grognement ou parfois la sensation que quelqu'un vous donne un coup dans l'estomac. Cela dépend des mouvements du bébé.

Travailler jusqu'au dernier jour

De nombreuses femmes pensent qu'il est préférable de se rendre au travail jusqu'au dernier jour de leur grossesse car cela leur donne l'opportunité de passer tout leur congé de maternité auprès du bébé. C'est quelque chose que vous pouvez faire, mais il est important de penser à certaines choses avant de prendre cette décision. L'aspect le plus important qui peut vous aider à prendre cette décision est d'écouter votre corps. Il a été établi que travailler jusqu'au bout de la grossesse n'est pas impossible, même si votre travail est difficile. En effet, les femmes qui ont des professions qui nécessitent de rester debout la plupart du temps ont également un corps qui s'est habitué à ce type d'efforts et d'exercices. Ecoutez votre corps, et si vous pensez que vous avez besoin de vous reposer, prenez votre congé de maternité quelques jours avant la date prévue pour l'accouchement.

Un certain degré d'essoufflement est courant chez les femmes enceintes qui atteignent leur second trimestre. Bien que les hormones soient responsables de la sensation continuelle de manque de souffle, cette sensation est assez supportable pour ne pas perturber votre routine quotidienne. Mais cela pourrait l'être moins si vous effectuez des activités intenses. D'un autre côté, si vous souffrez d'un manque de souffle sévère et que vos extrémités commencent à devenir bleues, vous devez consulter votre praticien immédiatement.

L'insomnie

Avec l'excitation, le stress et l'inquiétude que la grossesse entraîne ainsi que votre ventre qui grossit à vue d'œil, bien dormir peut parfois devenir très difficile. Bien que ces nuits blanches puissent vous donner un aperçu de celles que vous vivrez lorsque le bébé sera venu au monde, vous avez besoin de bien dormir pour permettre au bébé de grandir correctement.

Effectuer suffisamment d'exercices peut également vous aider à être suffisamment fatiguée pour bien dormir. Pratiquer de bons exercices n'impliquent pas de suivre un emploi du temps trop chargé qui pourrait être néfaste pour votre corps, mais plutôt un programme qui vous détend correctement et qui prépare votre corps à l'accouchement. Certains exercices incluent des étirements, du yoga et des exercices de Kegel (exercices des muscles pelviens).

Malgré la fatigue que vous ressentez peut-être, essayez d'éviter de faire des siestes au milieu de la journée. Cela ne veut pas dire que vous ne devez pas prendre des pauses et vous allonger un moment pendant la journée. A la place, regardez un peu la télévision dans une position confortable ou lisez un livre sur la grossesse pour préparer l'arrivée de votre enfant.

Assurez-vous de créer une routine pour le coucher que vous commencerez à identifier. Cela doit commencer par un dîner qui doit être consommé tranquillement. Ne vous jetez pas sur votre repas. Dîner en famille est une très bonne idée mais si vous ne pouvez pas le faire, vous pouvez quand même vous asseoir et prendre un repas détendu, tranquille et lent. Ne mangez pas des plats trop lourds avant de dormir et veiller à ce que quelques heures s'écoulent entre votre dîner et le moment où vous vous couchez. Poursuivez cette routine avec un bon bain chaud ou de la lecture et utilisez des arômes qui peuvent vous détendre.

Maintenez un bon environnement dans la chambre dans laquelle vous dormez. Assurez-vous qu'il n'y ait pas de bruits ambiants et, si vous avez une climatisation, que l'air conditionné ne soit ni trop froid ni trop chaud. Eteignez les lumières et faites en sorte de ne pas associer le lit avec autre chose que le sommeil. Lire ou regarder la télévision au lit pourrait vous en détourner. Un matelas confortable est également un élément particulièrement essentiel. Tapotez vos oreillers et placez-les de manière à ce qu'ils supportent bien votre dos, afin d'éviter les brûlures d'estomac si c'est l'un des symptômes qui trouble votre sommeil.

Bien que boire beaucoup d'eau soit une bonne chose, le besoin fréquent de vous rendre aux toilettes la nuit peut vous tenir éveillée pendant un long moment. Essayez de limiter la consommation de liquides après 18 heures pour réduire vos trajets aux toilettes la nuit.

Si vous êtes habituée à dormir sur le ventre, dormir dans cette position pendant la grossesse pourrait être très difficile. C'est une situation éprouvante car vous ne serez plus jamais vraiment dans une position confortable comme vous l'étiez auparavant. En réalité, dormir sur le dos n'est pas non plus recommandé car une forte pression est exercée sur la partie inférieure du dos, ce qui peut causer des douleurs. La meilleure position pour dormir est de dormir sur le côté. Vous pouvez placer une jambe au-dessus de l'autre et placer un oreiller entre vos jambes pour optimiser le confort.

Les douleurs dorsales

En plus de la scoliose, votre corps subit des changements qui sont à l'origine de douleurs dorsales. Les articulations au niveau de la zone pelvienne qui sont généralement très stables commencent à se distendre afin de préparer un passage plus large et adapté pour le bébé. De plus, l'abdomen plus gros peut causer des douleurs dans le bas et dans le haut du dos. Lorsque vous commencez à pencher les épaules vers l'arrière pour retrouver l'équilibre, vous exercez beaucoup de pression sur le bas du dos, d'où des tensions importantes.

Faire tout ce que vous pouvez pour éviter ce genre de douleurs est la meilleure option. La première chose que vous devez comprendre c'est que subir des douleurs dorsales intenses n'est pas une option acceptable. Vous devez vous assurer de tout faire pour prendre du poids de manière raisonnable durant la grossesse. N'allez pas jusqu'à l'excès en réduisant trop la quantité de nutriments que vous êtes censée consommer. Mais effectivement, il n'y a pas de doute sur le fait que prendre ne serait-ce que 500 grammes en plus de ce que vous devriez idéalement prendre n'est pas une bonne chose.

Assurez-vous de garder une bonne posture et tenez-vous bien droite lorsque vous travaillez sur votre ordinateur. Soyez attentive lorsque vous courbez votre dos et assurez-vous de plier les genoux lorsque vous soulevez quelque chose. Evitez les mouvements brusques à tout prix et essayez d'utiliser la force de vos bras pour soulever des objets plutôt que d'utiliser votre dos. Asseyez-vous toujours de façon confortable dans une chaise qui offre un bon soutien du bas du dos. Levez-vous de temps en temps car rester dans une position assise trop longtemps peut aussi être une source d'importantes douleurs dorsales.

Porter des talons lorsque vous êtes enceinte n'est pas conseillé. Gardez vos talons hauts et même un peu moins hauts dans votre placard et assurez-vous qu'ils y restent jusqu'à ce que vous ayez récupéré votre poids d'avant la grossesse, lorsque vous aurez accouché. Si vous avez des problèmes dus à une prise de poids importante, consultez votre médecin pour savoir si vous devez envisager une écharpe de portage pendant votre grossesse.

Il est possible de soulager des douleurs dorsales en alternant des applications de chaud et de froid. Utilisez un bloc de glace pendant 15 minutes puis placez une serviette chaude pendant 15 minutes. Consulter un chiropracteur ou un thérapeute physique pourrait être une bonne idée pour soulager les douleurs.

Le placenta bas-menteur

Pour faire de la place au bébé pour qu'il grandisse, le placenta bouge dans votre abdomen. Il est estimé que le placenta de 20 à 30 pourcents des femmes se trouve dans la partie inférieure de l'abdomen au cours du second trimestre. Cela s'appelle le placenta prævia. Cependant il n'y a pas de raison de s'inquiéter de cela à ce stade car le placenta continue de bouger et peut remonter dans la plupart des cas.

Accepter la douleur de l'accouchement et s'y préparer

La douleur de l'accouchement est une chose à laquelle une femme enceinte doit penser jusqu'au terme de sa grossesse, qu'elle soit atteinte de scoliose ou non. Certaines femmes préfèrent ne rien savoir à l'avance sur la douleur qu'elles sont susceptibles de ressentir au cours de l'accouchement. Bien que cela puisse soulager leurs inquiétudes pendant un certain temps, le fait est que cette ignorance ne les préparera pas aux différents événements qui pourraient survenir.

Une meilleure option est de vous préparer à ce que vous allez peut-être vivre et d'envisager les différentes situations qui pourraient survenir au cours de l'accouchement. Cette préparation implique de préparer votre esprit et votre corps au processus de l'accouchement.

La première chose que vous devez faire c'est vous renseigner sur l'accouchement en lui-même. Tout le monde n'a pas le temps de suivre des cours de préparation à l'accouchement et si vous faites partie de ces personnes, alors lire autant de choses que vous le pouvez sur ce sujet vous aidera énormément. Ne vous contentez pas de lire, agissez. Assurez-vous d'effectuer les exercices prénataux de respiration ainsi que les exercices de Kegel pour que votre corps s'assouplisse au cours du processus.

Bien qu'on ne puisse réfuter l'existence de la douleur lors de l'accouchement, il y a des aspects très positifs à ne pas négliger. D'une part, le travail lors de l'accouchement ne durera pas éternellement et vous savez qu'il y a une fin. Le travail moyen dure entre 12 et 14 heures, et seules quelques heures sont vraiment inconfortables. D'autre part, vous avez un but bien précis et lorsque vous tiendrez votre bébé dans vos bras, vous oublierez rapidement le traumatisme. Lorsque vous subirez cette douleur, perdre de vue ce but est naturel et vous ne devrez pas vous sentir coupable.

N'essayez pas d'être un exemple de tolérance et ne décidez pas d'accoucher seule. Avoir quelqu'un près de vous pour vous essuyer le front, pour masser votre dos, pour vous donner des copeaux de glace et pour vous aider à rester calme et à respirer correctement est une bonne chose.

N'essayez pas d'être une martyre en refusant complètement les antidouleurs. Si vous avez des convictions à ce sujet, discutez-en avec votre docteur et faites part de vos préférences au médecin qui vous accouchera. Rappelez-vous que ce n'est pas un examen que vous passez avec succès ou auquel vous échouez. Vous ne recevrez pas la récompense de la meilleure maman de l'année si vous accouchez par voie naturelle ou sans médicament, il existe de nombreuses façons de donner naissance à un enfant, et le fait d'avoir une scoliose n'empêche pas de profiter de toutes ces options pour votre accouchement.

Cours prénataux (cours de préparation à l'accouchement)

Il existe de nombreux avantages à suivre des cours prénataux. De nombreux enseignements prendront en compte votre scoliose et vous recommanderont les bons exercices à suivre. Voyez avec votre chiropracteur s'il connaît des cours qu'il pourrait vous recommander. Dans le cas où vous ne réussissez pas à trouver un cours qui répond à vos besoins précis, parlez de ces exercices avec le médecin qui gère votre scoliose, afin de faire les bons mouvements qui vous seront utiles, à vous ainsi qu'à votre bébé.

Des cours prénataux peuvent vous permettre de rencontrer d'autres parents qui attendent un bébé, cela vous offre ainsi la possibilité de discuter avec eux de vos appréhensions, de votre excitation et de vos progrès. Sachant qu'ils sont dans une phase similaire de la vie, leur parler de vos sentiments sera beaucoup plus facile que d'en parler à quelqu'un qui n'a pas vécu cette expérience qu'est la grossesse. Ces cours prénataux augmentent également la participation du père au cours de la grossesse et de l'accouchement. Ces cours vous aident à réaliser un travail moins stressant et à vous préparer physiquement et mentalement grâce à des exercices de respiration, à des techniques de relaxation et plus encore.

Essayez de trouver des forums en ligne où vous pourrez parler avec d'autres femmes atteintes de scoliose et qui ont vécu un accouchement afin d'entendre leur expérience. Cela vous redonnera la confiance si nécessaire à ce stade, en sachant que tout finira bien et qu'il vous suffit de vous préparer.

Un bon cours prénatal est celui qui vous est recommandé par votre praticien et par le médecin qui s'occupe de votre scoliose. Si vous pouvez en trouver un qui est spécialisé pour les femmes enceintes atteintes de scoliose, cela serait idéal. Un cours ne doit pas compter plus de cinq à six parents, il doit inclure des discussions sur les différents types d'accouchements, les médicaments envisageables lors de l'accouchement, les techniques de respiration et de relaxation, ainsi que des sessions de questions/réponses.

Les changements à surveiller lors du second trimestre

Le second trimestre est considéré comme étant relativement plus facile que le premier. Cependant, pour celles qui doivent gérer leur scoliose et la grossesse en même temps, il existe des changements particuliers que vous devez observer.

Ces changements au cours de ce trimestre sont :

☐ *Semaine 13* — Le risque de fausse couche diminuant au début du second trimestre, le niveau d'anxiété devrait diminuer également. Vous êtes également censée vous être habituée à votre grossesse à ce stade. Cependant, c'est aussi à cette période que l'utérus va commencer à grandir et que vous ressentirez des douleurs abdominales lorsque les ligaments s'étirent pour accueillir l'utérus en croissance. Le bébé mesurera environ huit centimètres. Il pourra également bouger ses jambes et ses bras mais il est encore trop tôt pour que vous le sentiez vraiment bouger.

☐ *Semaine 14* — Profitant de niveaux d'énergie plus importants, vous pourriez être tentée de travailler plus que d'habitude. Rappelez-vous qu'il est essentiel de bien écouter votre corps et de ne pas blesser le bas de votre dos, de quelque façon que ce soit. Ajoutez des fibres à votre régime alimentaire pour vous aider à gérer la constipation. Certaines envies de nourritures seront peut-être remplacées par de nouvelles à ce stade.

☐ *Semaine 15* — Un système immunitaire affaibli peut vous rendre plus sensible aux maladies communes. Il est important d'être très vigilante vis-à-vis de l'hygiène à ce stade.

☐ *Semaine 16* — Certaines femmes commencent à ressentir l'accélération des premiers mouvements du fœtus. Il s'agit davantage « de papillons dans l'estomac » plutôt que des coups dont nous entendons si souvent parler. Du haut de ses treize centimètres, le bébé va commencer à exercer davantage de pression sur la colonne.

☐ *Semaine 17* — La plupart des femmes commencent à ressentir les mouvements du bébé à ce stade. Un appétit plus important est également courant. Assurez-vous de suivre un régime alimentaire sain (détaillé dans le chapitre 11) qui convient aux femmes enceintes atteintes de scoliose afin de pouvoir mener de front les deux choses en même temps.

☐ *Semaine 18* — L'utérus est de la taille d'un melon à ce stade. Comme votre cœur va commencer à travailler davantage pour pomper le sang vers le fœtus, vous ressentirez peut-être des étourdissements et des vertiges.

☐ *Semaine 19* — Un bébé plus actif qui peut tourner, donner des coups, se tordre, remuer les doigts et les orteils et bouger les bras va commencer à poser quelques difficultés pour gérer les problèmes de dos. Cela n'est pas quelque chose qui concerne vraiment les femmes qui ne sont pas atteintes de scoliose. Cependant, dans votre cas, vous devez être très attentive aux douleurs dorsales et aux complications qui pourraient être dues aux pressions supplémentaires exercées sur votre colonne.

☐ *Semaine 20* — En plus de la pression sur votre colonne, vous ressentirez également de la pression sur vos poumons, c'est ce qui est à l'origine des problèmes de souffle. La pression exercée par l'utérus sur la vessie vous forcera à vous rendre aux toilettes plus souvent que d'habitude. Veillez à aller aux toilettes régulièrement et n'attendez pas pour vous y précipiter au dernier moment, cela peut parfois entraîner des accidents.

☐ *Semaine 21* — Le centre de gravité de votre corps est susceptible de changer au fur et à mesure que votre ventre grossit. Pensez à ne pas faire de mouvements brusques, levez-vous et asseyez-vous doucement. Il est essentiel de gérer votre prise de poids tout en continuant de vous alimenter de manière saine. Discutez-en avec votre médecin pour contrôler votre prise de poids mensuelle.

☐ *Semaine 22* — Certains bébés peuvent déjà atteindre 25 centimètres à ce stade et alors que votre utérus montera au dessus de votre nombril, vous verrez peut-être apparaître des vergetures sur votre ventre.

☐ *Semaine 23* — Certains symptômes du troisième trimestre commenceront à apparaître à ce stade. Les contractions de Braxton Hicks, des brûlures d'estomac, des crampes au niveau des jambes et un inconfort général au niveau du ventre seront des aspects que vous aurez peut-être à gérer.

☐ *Semaine 24* — A ce stade, vous avez peut-être pris entre 9 et 16 kilogrammes. Les mouvements du bébé pourraient également augmenter de façon significative.

☐ *Semaine 25* — L'utérus exercera beaucoup de pression sur votre dos et sur votre pelvis. Des problèmes de sciatique et des douleurs irradiantes dans les membres inférieurs peuvent également apparaître lorsque l'utérus exerce de la pression sur des nerfs spécifiques. Des douleurs dans le bas du dos, dans les jambes et dans les fesses peuvent également apparaître à ce stade.

☐ *Semaine 26* — La dernière semaine de votre second trimestre sera le moment où les contractions de Braxton Hicks se feront sentir plus régulièrement. Ces contractions sont légères et similaires à des douleurs menstruelles. Vous pourriez également ressentir des douleurs sur les côtés de l'abdomen, comme des points de côté.

CHAPITRE 10

LES TROIS DERNIERS MOIS : LE TROISIÈME TRIMESTRE

Avec le début du troisième trimestre, vous commencez à vous sentir plus près de la fin que du début. De nombreuses femmes continuent à se sentir très bien au cours de leur dernier trimestre. Mais pour un grand nombre d'entre elles, le stress commence également à se faire ressentir. Les maux de dos et les autres douleurs dans d'autres parties de votre corps commencent à marquer votre visage et vous n'avez plus vraiment l'impression d'avoir ce teint resplendissant de la femme enceinte que vous pensiez conserver. Pour de nombreuses femmes, il s'agit d'une étape qu'elles souhaiteraient littéralement traverser en un clin d'œil.

Les modifications du corps

A ce stade, de nombreuses femmes sont tellement habituées à leur état de grossesse que cela ne leur importe plus. Au cours du troisième trimestre, vous êtes censée prendre plus de poids au cours des septième et huitième mois. La prise de poids n'est pas aussi importante au cours du dernier mois, à l'approche de l'accouchement. Les mouvements du fœtus peuvent être plus importants et réguliers à ce stade. La constipation et les brûlures d'estomac peuvent persister. Des gonflements au niveau des chevilles et l'apparition de varices peuvent apparaître au cours de ce trimestre. Vous aurez peut-être encore des problèmes de souffle et des difficultés à dormir car votre ventre sera plus volumineux. Vous ressentirez également les contractions de Braxton Hicks au cours de ce trimestre. Il s'agit de petites contractions qui sont indolores pour la plupart. Votre poitrine va également grossir et devenir plus lourde et du colostrum pourrait s'écouler au cours du dernier mois.

Au niveau émotionnel, vous aurez beaucoup de choses à l'esprit, une sorte de crescendo de toutes les sensations que vous avez ressenties jusque-là. L'excitation de l'arrivée du bébé mêlée à la crainte de souffrir lors de l'accouchement entraînent des émotions que vous n'avez jamais connues lors de votre grossesse. Vous serez peut-être lasse d'être enceinte et vous voudrez que cela se termine le plus rapidement possible, mais utilisez plutôt ce temps pour vous préparer à l'arrivée du bébé en préparant la chambre de l'enfant ou en lui achetant des vêtements, car vous n'aurez pas beaucoup de temps lorsque le bébé arrivera.

Les douleurs du bas du dos et des jambes

Parmi les nombreux effets secondaires liés aux joies d'être mère, il y a les douleurs du bas du dos et des jambes. Cela peut être d'autant plus douloureux du fait de votre scoliose. L'utérus agrandi exercera sûrement de la pression sur les différents nerfs de la colonne, le plus commun d'entre eux étant le nerf sciatique. Cela occasionne des douleurs importantes dans le bas du dos, des fesses et des jambes. Appliquer en alternance des compresses froides et chaudes et se reposer correctement aideront à soulager la douleur. Référez-vous aux exercices d'inclinaison du pelvis mentionnés dans le chapitre suivant. Consultez votre chiropracteur, il pourra vous suggérer certaines alternatives particulières et des traitements naturels pour soulager la douleur, si elle devient insupportable.

Les fonctions pulmonaires anormales

Les femmes enceintes atteintes de scoliose peuvent être confrontées à des problèmes respiratoires importants, surtout pendant la phase finale de la grossesse lorsque le corps exerce des pressions importantes sur le dos pour s'adapter au bébé qui grandit. Dans le cas des femmes dont la scoliose est associée à des troubles neuromusculaires comme la poliomyélite ou des dystrophies musculaires, une taille très réduite

Comment mesurer votre capacité pulmonaire ?

Un simple test de souffle est la meilleure façon de mesurer vos capacités vitales et de définir votre capacité pulmonaire. Ce test peut être utilisé pour mesurer la quantité totale d'air activement expirée de vos poumons après avoir pris une grande inspiration. Un examen réalisé par un spécialiste est recommandé dans les cas où les capacités vitales sont évaluées comme étant 50 % inférieures au niveau attendu.

Sources :
- Simonds AK. Kyphosis and kyphoscoliosis. In Albert RK, Spiro SG, Jett JR, eds. Clinical respiratory medicine. New York: Mosby, 2004; pp 765-69.
- Shovin CL, Simonds AK, Hughes JMB. Pulmonary disease and cor pulmonale. In Oakley C, Warnes CA, eds. Heart disease and pregnancy. Oxford: Blackwell Publishing, 2007: pp 151-72.
- Shneerson JM, Non-invasive ventilation in pregnancy. In Non-invasive ventilation and weaning: principles and practice, Elliott M Nava S Schonhofer B, eds. London: Hodder Arnold, 2010; pp 496-98.

des poumons pourrait entraîner un dysfonctionnement pulmonaire ou des problèmes respiratoires. Référez-vous au texte encadré ci-dessous pour en savoir plus sur la mesure de votre capacité pulmonaire.

La recherche montre des preuves intéressantes des conséquences en termes de capacités vitales respiratoires liées aux complications dont une femme atteinte de scoliose peut être victime au cours du troisième trimestre. Bien que la capacité respiratoire soit un paramètre utile, il a été constaté que les femmes ayant une capacité vitale d'environ 0,8 peuvent très bien s'en sortir avec une assistance respiratoire. En réalité, le résultat devrait être bon tant que la capacité est supérieure à 1,25 litre.

Cependant, une capacité pulmonaire inférieure impliquera inévitablement des problèmes, principalement caractérisés par une réduction des taux d'oxygène, ou hypoxémie. En général, ce manque d'oxygène peut s'aggraver durant la nuit et lors d'efforts physiques, et il peut entraîner une augmentation des taux de gaz résiduaires ou de dioxyde de carbone. Le texte encadré ci-dessous explique le concept de la ventilation non-invasive, une méthode utile pour aider les femmes enceintes atteintes de scoliose souffrant de niveaux d'oxygène faibles.

La ventilation non-invasive

Pour les femmes enceintes dont les taux d'oxygène sont faibles, la ventilation non-invasive consiste à utiliser une petite machine d'assistance respiratoire, en particulier pour celles dont les capacités vitales sont inférieures à 1 litre ou pour celles qui ont des muscles faibles. L'utilisation correcte et surveillée de cette machine peut assurer des résultats positifs pour le bébé ainsi que pour la mère.

En plus de la capacité pulmonaire, les hormones peuvent également être importantes. Les trois hormones principales : l'œstrogène, la progestérone et la relaxine subissent des fluctuations très importantes au cours de la grossesse. Ces hormones entraînent en fait le relâchement des ligaments du pelvis et des articulations de la colonne inférieure pour faciliter l'accouchement. En fait, la sensation de souffle coupé observée dans les premiers stades de la grossesse est en partie due à cette augmentation de la progestérone. Cela va stimuler la respiration en augmentant la fréquence respiratoire ainsi que l'amplitude des inspirations. D'autres changements physiologiques, comme une augmentation du volume sanguin, peuvent apparaître.

A ce stade, il est également important de savoir que les femmes atteintes de scoliose adolescente ne présentent généralement pas de capacités vitales faibles. Des tests respiratoires réguliers peuvent être suffisants pour vérifier le fonctionnement des poumons.

Les malformations cardiaques et les anomalies

Dans certains cas, l'apparition précoce de la scoliose est liée à des malformations cardiaques congénitales, par exemple « le trou dans le cœur ». Bien que ces problèmes soient souvent repérés et rectifiés au cours de l'enfance, il est quand même important d'effectuer un électrocardiogramme ainsi qu'un échocardiogramme pour écarter toute complication potentielle. Tant que les taux d'oxygène et les fonctions cardiaques de la mère sont bons, il n'y a aucune raison de s'inquiéter.

L'organisation de l'accouchement

Nombreuses sont celles qui ont besoin de préparer un programme pour l'accouchement qui puisse les aider à rester concentrées et à avancer au cours des trois derniers mois de la grossesse. Certains praticiens ont un programme tout prêt que leurs patientes peuvent suivre. Celui-ci inclut généralement les préférences des parents en ce qui concerne l'hôpital pour l'accouchement, ainsi que les procédures spécifiques avec lesquelles ils sont à l'aise. Cela n'est pas un contrat mais c'est une façon pour le praticien de comprendre les attentes des parents concernant l'accouchement.

Le programme d'accouchement inclut le centre hospitalier où vous souhaitez donner naissance à votre bébé, la durée de la période durant laquelle vous souhaitez rester à la maison lorsque le travail aura commencé, ce que vous souhaitez boire ou manger pendant le travail, si vous souhaitez avoir la possibilité de marcher ou de vous asseoir pendant le travail, la personnalisation de l'ambiance de la salle de travail, l'utilisation d'une caméra pour filmer l'accouchement et l'utilisation d'un miroir pour voir la naissance. Le programme détaille également les préférences relatives aux procédures de l'accouchement, telles que la position choisie pour accoucher, l'utilisation d'oxytocine, d'antidouleurs et d'anesthésiants, l'utilisation de forceps, d'une ventouse ou la pratique d'une césarienne. Vous devez également faire savoir si vous souhaitez tenir le bébé et le nourrir immédiatement après la naissance afin que les responsables ne vous empêchent pas de rencontrer votre « petit bébé ».

Soulagement de la douleur pendant le travail et l'accouchement

Peu importe ce que les gens disent sur la scoliose et le travail, vous êtes la seule à pouvoir décider si vous souhaitez des anesthésiants pendant le travail et l'accouchement. Il existe plusieurs sortes d'options pour soulager les douleurs. Parmi elles, on trouve les anesthésiants qui engourdissent les sensations, les analgésiques qui soulagent les douleurs et les ataraxiques (sédatifs) qui tranquillisent le patient.

La péridurale est la technique la plus souvent utilisée lors des accouchements. Cette option peut être utilisée soit pour une césarienne, soit pour un accouchement par voie naturelle. Il s'agit d'une des options préférées des femmes enceintes car elle engourdit la partie inférieure du corps sans avoir recours à une anesthésie générale et avec un dosage minimal. Certaines personnes ressentent des effets secondaires comme des frissons, des engourdissements prolongés et des maux de tête occasionnels après l'accouchement. Mais ils ne sont pas courants. Le bloc pudendal est une alternative à la péridurale. Cette anesthésie est principalement utilisée dans le cas d'accouchement par voie naturelle et elle est administrée dans la zone du périnée ou du vagin. Cette option ne réduit pas l'inconfort au niveau de l'utérus mais elle soulage la douleur lorsque les forceps ou la ventouse sont utilisés.

L'analgésique le plus souvent utilisé pour soulager la douleur de l'accouchement est la meperidine hydrochloride. Elle est diffusée par intraveineuse, mais il faut parfois la renouveler toutes les trois ou quatre heures. Les options des médecines alternatives disponibles pour le travail et l'accouchement sont de plus en plus nombreuses. Certaines femmes choisissent l'hypnose ou la TENS (la stimulation nerveuse électrique transcutanée). L'acupuncture est également une alternative très commune, tout comme la distraction, l'hydrothérapie ou la thérapie physique. Cependant, ces thérapies n'ont pas fait l'objet de recherches approfondies. Il serait bon d'effectuer vos propres recherches et de voir ensuite si vous vous sentez à l'aise pour choisir l'une d'entre elles.

La présentation du bébé

La manière dont votre bébé se trouve à l'intérieur de votre utérus peut être déterminée par votre praticien grâce à une palpation. La tête est généralement ronde et douce. Une autre façon de situer le bébé consiste à localiser les battements de cœur.

La position du fœtus avec la tête vers le bas (ou position du vortex) est la plus commune. Cette position rend l'accouchement par voie naturelle possible. Lorsque le bébé présente ses fesses vers le vagin ou que les jambes sont en avant, on parle de présentation par le siège. Si le bébé est allongé sur le côté, la position est appelée transverse.

Les types d'accouchements particuliers envisageables lorsque le bébé est dans une présentation par le siège ou transverse doivent être discutés avec votre gynécologue. Il n'existe pas de cause définitive liée à la présentation par le siège, mais cela peut être dû à un fœtus plus petit que la normale ou à la présence de plusieurs fœtus. La présentation par le siège est possible lorsque l'utérus présente une forme inhabituelle ou qu'il présente des fibromes. Cela peut également arriver lorsque la quantité de liquide amniotique est trop importante, ou au contraire pas assez importante.

La césarienne

La césarienne n'était peut-être pas une des options d'accouchement les plus populaires il y a quelque années, mais il s'agit d'une option largement acceptée aujourd'hui. Dans la plupart des cas, on ne peut pas savoir avec certitude si vous aurez besoin d'une césarienne. Cependant, vous devez toujours être préparée à cette éventualité. Il y a des situations où le médecin n'a pas d'autre choix que d'effectuer une césarienne. Cela inclut des cas tels que : lorsque la mère a une

La césarienne – tendances et complications

Les dernières recherches montrent une incidence plus élevée des césariennes chez les femmes atteintes de scoliose, en particulier celles qui ont subi une chirurgie pour corriger la maladie. Une étude réalisée sur 142 femmes enceintes qui ont subi des chirurgies révèle que la proportion de femmes qui ont eu un accouchement par césarienne était légèrement supérieure à la normale. Cependant, le taux de complication était le même. Pourtant, près de 40 % des mères ont bel et bien ressenti des douleurs dans le bas du dos pendant la grossesse, mais elles se résorbaient lors des trois premiers mois après l'accouchement.

Source: Orvoman E, Hiilesmaa V, Poussa M, Snellman O, Tallroth K. Pregnancy and delivery in patients operated by Harrington method for idiopathic scoliosis. Eur Spine J 1997; 6:304-07.

infection particulière au niveau du passage utérin ou que le bébé doit être retiré de l'utérus rapidement sans subir de traumatisme. Le cas de placenta prævia est une autre situation où la césarienne devient nécessaire. Si votre médecin détermine qu'une césarienne est nécessaire dans votre cas spécifique, vous devrez discuter des spécificités de la césarienne.

Faire appel à la césarienne est une option dont il faudra discuter avec votre praticien vers la fin du huitième mois. Votre gynécologue sera, en effet, en mesure de vous informer précisément de l'état de votre passage utérin et de vous dire si vous devrez envisager une césarienne ou si vous pouvez tenter un accouchement par voie naturelle.

Lorsque les femmes envisagent l'option de la césarienne, il est important que les anesthésistes obstétriciens en soient informés à temps. En effet, cela est important pour définir les moyens alternatifs pour administrer la péridurale, en particulier chez les femmes qui ont subi une chirurgie corrective sur leur scoliose par le passé.

Il est important de se rappeler que votre scoliose n'empêche en rien un accouchement par voie naturelle, mais votre cas particulier nécessitera peut-être d'être évalué par votre gynécologue.

Etre prête

Si vous n'avez pas encore décidé de la façon dont vous allez préparer vos bagages pour vous rendre à l'hôpital, alors le début du neuvième mois est le moment idéal pour vous y consacrer. Vous devez veiller à emporter tout ce dont vous aurez besoin à l'hôpital, ainsi votre mari n'aura pas à courir au dernier moment pour réunir ce dont vous avez besoin. Les sacs contenant ce dont vous aurez besoin pour le bébé doivent être préparés et prêts à être récupérés lors de votre départ, lorsque le moment de vous rendre à l'hôpital sera venu. Garder les sacs prévus pour l'hôpital dans la voiture est également une bonne idée dans le cas où vous ne seriez pas chez vous lorsque le travail commencera.

Essayez de préparer un sac pour le bébé et un pour vous-même afin que tout soit facile d'accès. Incluez une copie du programme d'accouchement, un réveil, un lecteur CD, une caméra, un livre, des lotions et des crèmes, une balle de tennis pour les massages, un oreiller confortable, une brosse à dents, du dentifrice, du savon, des grosses chaussettes, des chaussons, un vêtement de nuit, une brosse à cheveux, des pinces à cheveux et des vêtements. Vous aurez besoin de tout cela dans le cas où vous devriez accoucher par césarienne, dans un tel cas vous devriez peut-être rester un peu plus longtemps à l'hôpital pour vous reposer.

Pour le sac destiné au bébé, vous devez inclure une bouteille stérilisée, des vêtements, une étole, une couverture, des draps et un bonnet en laine pour sa tête. Prévoir des gants et des chaussons est également une bonne idée. Assurez-vous de prendre des couches, des lingettes imbibées et une crème contre les rougeurs occasionnées par les couches ainsi qu'un savon et une lotion pour bébé.

La période avant le travail et les faux départs

Le besoin d'anticiper que vous ressentirez très certainement lorsque vous en serez à votre neuvième mois sera très élevé. Il est probablement dû au fait que vous commencerez à penser au moment où vous tiendrez votre bébé dans vos bras. Vous vous rendrez compte que vous pensez sans arrêt à la période du travail avant l'accouchement et aux contractions. Mais vous devez savoir que de nombreuses femmes qui ont vécu un faux travail se sont dirigées vers l'hôpital et se sont rendues compte en chemin que les contractions n'étaient pas réelles.

Des contractions non régulières, qui ne se rapprochent pas ou qui ne s'intensifient pas sont des contractions qui disparaissent lorsque vous commencez à marcher ou à bouger, et elles indiquent qu'il s'agit d'un faux travail.

D'un autre côté, il existe des symptômes particuliers qui vous diront si le travail se rapproche et si vous avez besoin de vous préparer, dans le cas où il vous resterait des choses à terminer avant de vous rendre à l'hôpital. Le plus ennuyeux ici, c'est que ces symptômes peuvent commencer à apparaître près d'un mois avant le travail. Et parfois, ils ne se manifestent que quelques heures avant que le travail ne commence.

Environ deux à quatre semaines avant le travail, le fœtus commence à migrer vers le bas, vers le pelvis. Cela s'accompagne par une pression accrue au niveau de la région pelvienne et du rectum. Vous ressentirez peut-être une douleur continue dans le bas du dos. Une perte soudaine d'énergie est également observée chez celles qui se rapprochent de la période du travail. Les secrétions vaginales peuvent également augmenter et s'épaissir. Les contractions de Braxton Hicks deviennent de plus en plus fréquentes et la perte du bouchon muqueux est également courante.

Les symptômes du travail réel incluent des contractions régulières qui s'intensifient à chaque nouvelle contraction. Une sécrétion sanguine rosâtre est également un signe que vous allez bientôt entrez dans la phase de travail. Une rupture membranaire ou la perte des eaux sont des signes qui confirment la nécessité de vous rendre à l'hôpital.

Changements à prendre en compte au cours du troisième trimestre

Le troisième trimestre est particulièrement difficile pour celles qui sont atteintes de scoliose en raison de la pression exercée par l'utérus sur la colonne vertébrale. C'est également le trimestre le plus difficile pour toutes les mères, car l'attente commence à être longue et vous souhaitez avoir votre bébé dans vos bras.

☐ *Semaine 27* — Les muscles pelviens vont commencer à subir des tensions ; effectuer des exercices de Kegel pourrait être particulièrement utile. Votre bébé sera complètement formé à ce stade, il pèsera à peu près 900 grammes ou plus. Le développement du cerveau s'effectue principalement au cours de cette période.

☐ *Semaine 28* — Votre poids et celui du bébé sont susceptibles de continuer à augmenter. Vous serez sûrement habituée aux contractions de Braxton Hicks maintenant. Parfois, les mouvements du bébé peuvent ajouter une pression supplémentaire sur votre colonne et cela peut créer un inconfort supplémentaire.

☐ *Semaine 29* — Votre bébé aura besoin de beaucoup de nutriments pour que tous les organes internes et le cerveau se développent à un rythme correct. Même si vous sentez une baisse d'énergie, essayez de continuer à faire de l'exercice, comme de la marche ou de la natation. Effectuez des exercices qui renforcent vos muscles abdominaux qui supportent également votre dos.

☐ *Semaine 30* — Vous vous plaindrez régulièrement de constipation et de brûlures d'estomac. Des aliments riches en fibres peuvent vous aider à réduire la constipation, et des repas légers bien avant de vous coucher aideront à réduire les brûlures d'estomac. Vous pouvez éviter d'avoir des chevilles gonflées en vous assurant de maintenir vos pieds surélevés et en buvant beaucoup d'eau.

☐ *Semaine 31* — Dormir peut être difficile avec un ventre aussi important, mais essayez de faire autant de petites siestes que possible et d'éviter les aliments qui vous tiennent éveillée, comme la caféine.

☐ *Semaine 32* — Certains problèmes courants à ce stade sont le souffle coupé et la rétention d'eau. Le bébé grandissant, il aura moins de place pour bouger et les coups de pieds et les coups de poing seront donc moins fréquents.

☐ *Semaine 33* — De cette semaine jusqu'à la naissance, le bébé gagnera pratiquement la moitié de son poids de naissance et vous constaterez donc une prise de poids importante. Votre ventre va également grossir de façon importante.

☐ *Semaine 34* — Maux, douleurs et fatigue atteignent un niveau plus important à ce stade. Vous devez vous concentrer sur le fait que cela ne durera pas éternellement.

☐ *Semaine 35* — La pression supplémentaire sur les veines, sur le rectum et sur la colonne vertébrale se fera sentir au cours de cette semaine. Des hémorroïdes sont susceptibles d'apparaître et vous devrez boire beaucoup de liquides pour gérer cela.

☐ *Semaine 36* - C'est le moment où votre bébé accumule les graisses et devient plus joufflu. On vous demandera peut-être de suivre un examen interne pour vérifier si la dilatation cervicale a déjà commencé.

☐ *Semaine 37* — A ce stade, la grossesse est pratiquement à terme. Si le travail commence, il ne sera pas stoppé et vous serez en mesure de donner naissance au bébé. Vous pouvez cesser de vous préoccuper à l'idée d'un accouchement prématuré.

☐ *Semaine 38* — Vous devrez commencer à lire les options dont vous disposez concernant le travail et l'accouchement. Discutez de cela avec votre médecin et faites le choix de votre type d'accouchement.

☐ *Semaine 39* — A ce stade, vous pourrez commencer à observer des signes de travail à tout moment. Tenez bon et attendez que le travail commence réellement.

☐ *Semaine 40* — A ce stade, la date prévue pour la naissance sera dépassée. Le médecin attendra quelques jours que le travail commence puis décidera d'une date pour l'accouchement.

CHAPITRE 11

LE RÉGIME ALIMENTAIRE DURANT LA GROSSESSE

Je n'insisterai jamais assez sur l'importance d'un régime alimentaire approprié pendant la grossesse. C'est quelque chose qui est devenu extrêmement important à notre époque, en raison de notre style de vie. Se jeter sur la junk-food et vivre dans le stress n'est pas bon pour le bébé ou votre propre santé.

Les aliments que nous mangeons à l'heure actuelle sont hautement transformés et sont totalement différents des aliments consommés par nos ancêtres. Alors que la technologie s'est largement développée, nous permettant d'empaqueter les aliments dans des emballages Tetra, des boîtes de conserves et des emballages sous vide, il n'en reste pas moins que notre corps n'a pas été en mesure d'évoluer aussi rapidement que la technologie. Cela signifie que notre corps n'est pas programmé pour digérer facilement les aliments traités. Le résultat se traduit toujours par des maladies inflammatoires et des réactions négatives du corps.

Définir ce que vos ancêtres mangeaient peut vous aider à bien manger et à vivre sainement. Cela s'applique tout particulièrement aux femmes enceintes, mais bien évidemment aussi à toute personne souhaitant avoir un mode de vie sain. Les recherches de Weston A. Price sur le régime paléolithique sont particulièrement intéressantes.

Dans les années 30, Weston A. Price, un dentiste de Cleveland, a commencé à faire des expériences pour comprendre les raisons qui se cachaient derrière la maladie et la dégénérescence dans les populations modernes. On le surnomme souvent le « Albert Einstein de la nutrition », ce qui met en avant l'importance de ses recherches et de ses découvertes au cours de dix années d'expérience.

Price a voyagé dans le monde entier pour observer l'état de santé de personnes non influencées par le modernisme et des personnes appartenant à des civilisations occidentales, afin d'observer comment chacune avait évolué en termes de santé. Etant dentiste, il a d'abord observé que les caries dentaires, les déformations et les mauvais alignements des dents étaient causés par les régimes alimentaires modernes comprenant des aliments riches en sucre, confits, en boîte de conserve ou des aliments transformés. Il fut établi que ces problèmes ne provenaient pas de bactéries, de virus, de la génétique ou d'hygiène dentaire.

Son expédition, qui dura six ans et qui concernait tous les continents, lui a permis de découvrir plusieurs vérités que de nombreux nutritionnistes et médecins modernes ne sont pas prêts à croire. Il a étudié des villages isolés de Suisse, des communautés gaéliques des Hébrides extérieures, des peuples indigènes d'Amérique du Sud et du Nord, des habitants des îles du Sud du Pacifique et de la Polynésie, des tribus africaines, des Aborigènes d'Australie et des Maoris de Nouvelle-Zélande. Sa première observation fut que la quantité de graines complètes et d'aliments non traités que ces communautés et ces tribus consommaient était bien plus importante que celle que nous consommons aujourd'hui. Ce type d'aliments apporte quatre fois plus de vitamines et de minéraux solubles dans l'eau, et dix fois plus de vitamines liposolubles par rapport au régime alimentaire moderne. Il a également découvert un nutriment soluble dans les graisses qui semble ne plus exister dans nos régimes modernes et qui n'était pas connu jusqu'alors. Il a décidé de l'appeler : « Activateur X ».

La plupart des communautés que Price a étudiées étaient peuplées de personnes de forte carrure et les femmes étaient fécondées et accouchaient bien plus facilement, alors que dans le monde contemporain un nombre important de femmes enceintes finissent par devoir subir une césarienne. Il a également découvert que le taux de maladies dégénératives, comme les maladies cardiaques, le diabète, le cancer etc…, était quasiment insignifiant dans ces communautés. Au niveau émotionnel, ces gens étaient plus heureux, satisfaits et ne connaissaient pas le stress.

En fait, il a également découvert que les aliments que nous consommons sont également responsables du phénomène de « l'emprunt » qui fait que le corps emprunte des nutriments au système squelettique, entraînant ainsi une réduction de la taille du squelette. Dans certains cas, cette diminution est responsable d'une perte de taille allant jusqu'à 25 centimètres. Cet emprunt rend les os plus faibles et augmente les risques de développer une scoliose ou de l'ostéoporose. Il s'est également avéré que le phénomène de l'emprunt apparaît principalement chez les femmes, en effet la société moderne exerce beaucoup de pressions sur les femmes pour qu'elles gardent des silhouettes extrêmement minces. Les os s'affaiblissent et la colonne se courbe, et donc différentes sortes de maladies du squelette apparaissent. Cela peut mener à des problèmes pendant l'accouchement et entraîner de fortes douleurs dorsales.

Si vous avez l'occasion de voir les images présentées dans le volume classique du Dr Price « Nutrition and Physical Degeneration » (« Nutrition et Dégénérescence Physique »,) vous verrez une différence significative entre les personnes en bonne santé, qui sont d'origine primitive, et les manifestations de dégénérescence parmi les populations modernes victimes du stress.

En se basant sur ces recherches, la fondation Weston A. Price a créé un tableau des différences entre un régime traditionnel et un régime moderne.

Les régimes traditionnels contre les régimes modernes	
les régimes traditionnels	les régimes modernes
la nourriture provient de sols fertiles	la nourriture provient de sols épuisés
consommation d'abats plutôt que de viandes blanches et rouges	consommation de viandes blanches et rouges plutôt que d'abats
les graisses animales sont naturelles	les huiles végétales sont traitées
les produits laitiers sont crus et/ou fermentés	les produits laitiers sont pasteurisés ou ultra-pasteurisés
les céréales et les légumineux sont imprégnés et/ou fermentés	les graines et les légumes sont traités et/ou extrudés
les aliments à base de soja subissent une longue fermentation et sont consommés en petites quantités	les aliments à base de soja sont traités industriellement et sont consommés en grandes quantités
les bouillons sont à base d'os	les aliments contiennent du glutamate monosodique, des assaisonnements artificiels
les édulcorants ne sont pas traités	les édulcorants sont traités
les légumes sont à fermentation lactique	les petits légumes crus conservés au vinaigre sont traités et pasteurisés
les boissons sont à fermentation lactique	les boissons sont des boissons modernes sans alcool
le sel est non raffiné	le sel est raffiné
les vitamines sont naturelles dans les aliments	les vitamines synthétiques sont ingérées seules ou sont ajoutées aux aliments
la cuisson est traditionnelle	la cuisson est faite au four micro-ondes, irradiée
les semences sont traditionnelles, la pollinisation est naturelle	les semences sont hybrides, les organismes sont génétiquement modifiés

En lisant ce tableau il est facile de constater que les aliments consommés par nos ancêtres ne sont plus les mêmes aujourd'hui. Les Etats-Unis ont dorénavant décidé de réduire le taux d'obésité de leur pays. Ils considèrent maintenant cette dernière comme une menace nationale pour le pays où un habitant sur dix est obèse et où une personne sur quatre souhaitant rejoindre l'armée est rejetée en raison de son obésité.

Bien évidemment, les aliments traités font parties de notre régime alimentaire moderne et doivent être évités à tout prix lorsque vous êtes enceinte. Ils ont tendance à être riches en sucre, en glucides, ils contiennent trop de graisse et de sel, ils sont pauvres en nutriments et sont donc responsables de nombreux problèmes et complications que vous ne souhaiterez pas affronter lors de votre grossesse.

- Les aliments traités peuvent être la cause d'obésité et sont susceptibles de vous faire prendre du poids ; ce que vous ne pouvez pas vous permettre en raison de votre scoliose.

- Les aliments traités entraînent des déséquilibres du système digestif, ce qui mène à d'autres complications comme des brûlures d'estomac, des indigestions et de l'acidité.

- Les aliments traités sont également liés à la dépression, à la perte de mémoire et aux changements d'humeur, un aspect déjà remarqué durant la grossesse. La dernière chose à faire est de consommer ces aliments traités et d'ajouter des perturbations hormonales à l'intérieur de votre corps.

- Bien que ces aliments en boîtes de conserve ou empaquetés soient supposés être étiquetés de manière précise et correcte, en réalité, ce n'est pas du tout le cas. Certaines étiquettes affirment que le produit est « sans sucre », mais il peut contenir des édulcorants comme l'agave ou des sirops de maïs riches en fructose qui sont tout aussi néfastes.

- Il a également été signalé que des carences en vitamines dues à un manque de vitamines et de minéraux facilement solubles peuvent mener à des difficultés liées à la conception et à l'infertilité.

- Il est également prouvé que les produits chimiques, les pesticides et les herbicides utilisés dans les fermes causent des scolioses chez les animaux. Cela a été observé et est encore étudié aujourd'hui. Le kepone, un pesticide, est reconnu comme étant un facteur de développement de la scoliose chez les poissons, et lorsque les têtards sont exposés au pesticide, ils développent des courbures de la colonne.

- De plus, la consommation d'aliments traités a été liée à l'apparition de cancers.

La plupart des problèmes de santé qui apparaissent chez les populations modernes, concernant les processus naturels, sont liés au régime alimentaire que nous consommons tous. Au fil des ans, les fabricants de différentes sortes d'aliments ont introduit plusieurs idées reçues sur le marché. Les caractéristiques de certains types de régimes pour perdre du poids ont également joué un rôle important pour les populariser. Certains régimes vous demanderont de cesser toute consommation de glucides afin de perdre du poids, d'autres vous diront que toutes les sortes de graisses saturées sont mauvaises. Voici quelques croyances concernant la nourriture et la nutrition qui ont fait leur chemin dans nos esprits et qui ne sont pas vraies pour autant. Soyez attentive lors de cette lecture et vous comprendrez que ce que vous pensez savoir sur la nourriture et la nutrition est faux.

Les graisses saturées – si vous pensiez que toutes les sortes de graisses saturées étaient à éviter pour avoir une meilleure santé et un cœur en pleine forme, il est nécessaire de revenir aux bases. Ces graisses apportent leur soutien et leur aide à la production d'acides gras. Elles contribuent également à renforcer le système immunitaire et fortifient vos os et vos poumons. La quantité de calories que vous consommez sous forme de graisses doit dépendre de votre degré d'activité et de votre type métabolique. Il ne faut absolument pas être en dessous de 30 pourcents des calories par jour. Même le N.I.H (National Institute of Health – Institut National de la Santé) reconnaît qu'une certaine quantité de graisses est nécessaire pour absorber les vitamines A, D, E et K. Elles sont également essentielles pour les enfants puisqu'elles assurent un développement et une croissance corrects. Les graisses saturées apportent également les pièces maîtresses pour le développement des membranes cellulaires et des hormones. Elles sont également essentielles pour convertir le carotène en vitamine A. Contrairement aux croyances générales, elles diminuent également le taux de cholestérol (acides palmitiques et stéariques). Elles agissent également comme agent antiviral pour protéger le corps.

Le cholestérol — Le cholestérol a toujours été considéré comme un mal dont on doit se débarrasser. On dit souvent qu'il y a deux sortes de cholestérol (LDL : lipoprotéine de basse densité et HDL : lipoprotéine de haute densité). La théorie sur le cholestérol dit également que le LDL est le mauvais cholestérol et que le HDL est le bon. Cependant, cette théorie repose entièrement sur la « théorie relative aux lipides » qui indique que les régimes riches en cholestérol créent des dépôts sur les parois artérielles. Des recherches ont montré que 80 à 90 pourcents du cholestérol que l'on trouve dans le corps est en fait produit par le corps lui-même, ce qui montre que le régime alimentaire ne joue qu'un rôle insignifiant dans la formation de cholestérol. Même l'étude populaire appelée « l'étude des sept pays » n'est pas sans faille. L'étude montrait que dans les pays qui avaient des régimes alimentaires riches en cholestérol, on notait une corrélation avec les décès dus à des maladies cardiaques. Cependant, ce qu'on ne remit pas en question, ce fut pourquoi les données relatives aux 16 autres pays ne furent pas prises en compte. Il s'agit d'un cas classique où les données sont utilisées pour faire mentir les statistiques.

La viande rouge — Le développement du système nerveux est également amélioré par la consommation de viande rouge qui contient des nutriments différents comme les vitamines B12 et B6, le zinc, la carnitine, le phosphore et la coenzyme Q10.

Les œufs — Les œufs sont un autre aliment qui contribue au développement du système nerveux. Depuis le développement de substituts aux œufs, la consommation de cette protéine saine a été limitée.

Les céréales — Beaucoup pensent qu'une certaine quantité de céréales est nécessaire pour le corps humain, pourtant il est important de se rappeler qu'à l'origine l'homme était carnivore. Le régime alimentaire riche et nutritif offrait la nourriture nécessaire pour survivre aux mois d'hiver. Même après le développement de l'agriculture, les céréales étaient partiellement ou totalement germées car elles restaient entassées dans des champs, menant ainsi à la fermentation causée par la pluie et le brouillard. La farine raffinée ne contient aucun nutriment et vous ne ferez qu'ajouter des calories vides à votre système en consommant de la farine blanche raffinée.

Suggestions de régime alimentaire moderne durant la grossesse

Le nombre de conseils que l'on commencera à vous donner, dès qu'il sera évident que vous êtes enceinte, ne sera pas facile à gérer. Certaines personnes vous diront quels aliments éviter car ils sont néfastes pour votre santé et celle du bébé, d'autres vous diront quels aliments spécifiques sont bons pour vous. Soyez heureuse que personne ne soit allé jusqu'à vous suggérer un menu précis à suivre à la lettre. Bien que ces suggestions partent de bonnes intentions, elles ne font que renforcer la paranoïa chez une femme qui vient de découvrir qu'elle est enceinte.

Nous pourrions dire qu'il suffit de consulter des livres sur la grossesse pour aider à bien manger tout au long des neuf mois, et ainsi vous assurer d'apporter la nutrition adéquate à votre bébé. Malheureusement, cela n'est pas aussi simple.

En découvrant l'allée des librairies consacrée au « bébé et à l'accouchement » ou à « la grossesse », vous allez comprendre qu'il y a beaucoup trop de livres parmi lesquels vous devrez choisir. Certains sont écrits par des médecins, d'autres par des obstétriciens, des sages-femmes, des nutritionnistes et même par des femmes enceintes. Le plus triste, c'est que tous ces livres sont malheureusement identiques et qu'ils utilisent une pyramide alimentaire comme guide pour suggérer les aliments à consommer.

Le fait est que les auteurs ne semblent pas avoir effectué de recherches et qu'ils régurgitent simplement certains conseils qui leur ont été donnés. Ce n'est pas parce que des pensées sont écrites par de nombreuses personnes qu'on doit les croire pour autant. En fait, certaines recommandations qui ont été présentées dans ces livres modernes sont incorrectes, et pourraient vous éloigner de certains des aliments les plus sains que vous devriez consommer pendant cette phase de votre vie. Certaines suggestions ont été comparées aux études de Weston A. Price dans son étude et voici ce qu'il en ressort.

- *Les fruits de mer* — Dans les livres modernes sur la grossesse, on retrouve une information qui est vraie. En effet, le poisson contient bien des taux élevés d'acides gras omégas 3, qui sont excellents pour la santé. Les omégas 3 sont des antioxydants et possèdent d'autres qualités qui peuvent vous aider significativement pendant les neuf mois de grossesse. Ces livres indiquent également que vous devez limiter votre consommation de poisson à cause de la présence potentielle de mercure. Malheureusement, nous ne pouvons pas nous attendre à ce que nos eaux soient complètement pures, et aucune femme ne veut prendre ce risque lorsqu'elle est enceinte. Un autre aspect important est que la plupart des livres sur la grossesse oublient de mentionner les fruits de mer, qui sont la meilleure source de nutriments ; cela inclut les mollusques, les œufs de poissons et les viscères des poissons. D'après eux, l'huile de foie de morue doit être évitée car elle augmente significativement les niveaux de vitamine A et D plus qu'ils ne devraient l'être pendant la grossesse.

- *Les abats* — les livres conseillant des régimes alimentaires à suivre lors de la grossesse vous feront généralement croire que la meilleure solution pour récupérer de la vitamine A consiste à manger des légumes feuillus verts et rouges. Ce qui n'est pas vrai. La vitamine A pleinement active et physiologiquement efficace ne peut être obtenue que par des sources animales. Il est recommandé de ne pas consommer d'abats, comme le foie. Et pourtant le foie ne contient pas seulement des taux élevés de vitamine A, c'est également une source d'acide folique qui a un rôle important à jouer dans le développement du système nerveux du fœtus. Puisque les abats ne sont pas recommandés par ces livres, ils recommandent plutôt de consommer des légumes riches en beta carotène. Car le beta carotène peut être transformé en vitamine A dans le corps. Ils ont raison ! Le beta carotène peut être transformé en vitamine A dans le corps mais ce qu'ils oublient de mentionner (volontairement ou non) c'est que pour s'assurer que cette conversion ait bien lieu, il y a d'autres facteurs à prendre en compte dans le corps. Les personnes qui ont des problèmes digestifs ou des problèmes de thyroïde ne seront peut-être pas en mesure de synthétiser facilement la vitamine active à partir du beta carotène. Le manque de vitamine A entraîne également des problèmes relatifs à l'absorption et l'assimilation des nutriments variés qui nécessitent la présence de vitamine A.

- *Les graisses animales* — Si vous revenez dans le temps et que vous pensez à ce que votre arrière grand-mère vous avait dit à propos des graisses, vous vous rappellerez peut-être que sa vision était bien différente de celle que nous avons aujourd'hui. Vous pouvez même parler à des personnes âgées dans les sociétés orientales qui assurent que les femmes enceintes de leur famille ont été chouchoutées et nourries avec de grandes quantités de graisse. En réalité, la plupart des sociétés ont chacune des aliments bien particuliers qui sont préparés pour les femmes enceintes afin de s'assurer que les organes internes et la peau soient toujours bien lubrifiés et fermes. Bien que les raisons spécifiques liées au fait de faire consommer des graisses aux femmes enceintes ne soient pas complètement comprises, ces sociétés faisaient définitivement le bon choix. Les graisses jouent un rôle important dans la physiologie du corps. Le plus regrettable, c'est que la société moderne a étendu sa phobie de la graisse jusqu'aux femmes enceintes. Et même à ce stade au cours duquel vous devriez consommer de grandes quantités de graisse pour vous assurer que votre corps reste en bonne santé et que tous les équilibres hormonaux et chimiques soient maintenus, des « prétendus gourous de la nutrition » vous disent que trop de graisses est nocif. D'ailleurs, il est important de préciser que consommer des graisses n'implique pas que vous en consommiez plus que nécessaire jusqu'à dépasser votre poids idéal ou optimal. Il est extrêmement important de rester dans les limites de poids recommandées par votre praticien.

- *Les jaunes d'œuf* — Les suggestions concernant les œufs sont très bizarres de nos jours. On recommande de consommer deux œufs maximum par jour. D'autres suggèrent que la limite devrait être de deux à trois par semaine et d'autres recommandent de jeter les jaunes d'œuf riches en nutriments et de ne consommer que le blanc d'œuf riche en protéines. Alors que certains considèrent le jaune d'œuf comme un problème, en raison de sa teneur en graisses, les autres estiment que le cholestérol n'est pas bon pour leur santé. Tout cela n'est pas vrai. Les œufs sont une très bonne source de protéines et de nutriments et contiennent toutes les vitamines, sauf la vitamine C.

- *Les produits laitiers* — Alors que tout le monde vous dira que les produits laitiers sont la meilleure source de calcium possible pour la grossesse, ce que la plupart des livres modernes ne précisent pas, c'est que le lait pasteurisé acheté dans les magasins courants ne peut pas être facilement assimilé par l'estomac. Ils recommandent d'éviter le lait cru car il pourrait contenir des germes et des virus. De nombreuses personnes susceptibles d'avoir une réaction allergique au lait réaliseront que cette réaction a lieu uniquement lorsqu'elles consomment du lait pasteurisé. Certains considèrent le lait cru comme rempli de germes, en fait, il a un meilleur goût et une couleur plus soutenue en raison de son taux élevé en vitamine A. La pasteurisation réduit les niveaux de vitamine C disponibles pour les humains, convertit le lactose en beta lactose et réduit également la biodisponibilité du calcium.

- *Les glucides* — A nouveau, même si les recommandations basiques concernant la consommation de glucides sont vraies, la plupart des conseillers ne précisent pas que ce sont les graines complètes qui doivent être utilisées et que la valeur nutritionnelle des céréales devrait être améliorée par le trempage et la germination. Cette méthode est utilisée par de nombreuses communautés traditionnelles et c'est celle que je vous suggérerais, si vous incorporez des céréales complètes à votre régime alimentaire. Les méthodes du trempage et de la germination désactivent les inhibiteurs d'enzymes et les anti-nutriments comme l'acide phytique et les rendent plus saines.

- *Les protéines* — Les médecins vous diront que les protéines sont nécessaires au développement des différents tissus et muscles. Votre placenta et le bébé bénéficieront de votre consommation de protéines. Elles aident également à augmenter le volume sanguin et vous prépare à une bonne lactation. Certaines sources de protéines suggérées sont la viande rouge, la volaille, le poisson, le fromage et le lait, mais dans tous les cas, la version où le taux en matière grasse est faible est la plus recommandée.

- *Le régime végétarien* — Un nombre important de livres et de documents disponibles dans les librairies vous disent que le régime végétarien est très bon pour vous lorsque vous êtes enceinte. Ne soyez pas dupe, il s'agit d'une mode.

- *Les compléments alimentaires* — Les compléments alimentaires sont considérés comme nécessaires pendant la grossesse. Alors que certains régimes alimentaires naturels suggèrent de consommer des aliments fortifiés et de ne pas consommer du tout de calcium, il est intéressant de signaler l'ignorance de ces auteurs qui ne réalisent pas que les aliments fortifiés ne sont rien d'autre que des compléments alimentaires. Donc consommer de la nourriture régulière et prendre un complément de calcium équivaut à utiliser du lait fortifié en calcium en permanence.

Il y a des aspects intéressants dans les livres modernes sur les régimes relatifs à la grossesse, comme des points de vue médicaux basés sur des preuves qui vous permettront de comprendre plus facilement des informations que vous choisirez de croire ou non. Dans le cas contraire, nous pouvons nous demander quelles sortes de recherches ont été réalisées ou à quel point les auteurs comprennent réellement le corps humain pour recommander des options nutritionnelles qui semblent être réellement opposées à tout ce que l'homme (ou devrais-je dire la femme) a fait depuis des années. Les suggestions incitant à consommer des légumes feuillus verts foncés, des céréales complets, des fruits et légumes frais et des noix sont bonnes et doivent être suivies.

On dirait presque que les livres traitant des régimes alimentaires à suivre lors d'une grossesse ont été compilés à partir de différents livres, et qu'ils s'inspirent des aspects fondamentaux de la nutrition qui sont populaires aujourd'hui. Avec le développement de l'obésité qui ne cesse d'augmenter dans le monde entier, il existe de nombreux écrits traitant de la réduction de la consommation de graisse, de cholestérol et de la consommation de viandes maigres et des boissons transformées et enrichies.

Ce qui est encore plus ironique, c'est le fait que les auteurs de ces livres de nutrition générale ne réalisent pas que les fondements sur lesquels ils ont basé leurs recommandations sont en fait complètement faux, et que les personnes qui les suivront ne seront sûrement pas en mesure de perdre du poids tout en restant en bonne santé si elles suivent des régimes qui les privent de groupes d'aliments particuliers.

La Fondation Weston A. Price recommande le régime suivant pour les femmes qui sont enceintes. Ce régime est basé sur les résultats obtenus chez les communautés traditionnelles qui présentent une proportion bien supérieure d'accouchement naturel par rapport aux sociétés modernes. De plus, ce régime est extrêmement bénéfique pour votre santé en générale ainsi que pour votre système immunitaire.

Pour commencer, le régime préconise que les femmes enceintes atteintes de scoliose évitent les acides gras trans, toutes sortes de « malbouffe » et d'aliments transformés, les aliments frits du commerce, les sucres raffinés, les céréales raffinées, les boissons sans alcool sucrées, la caféine, l'alcool, les cigarettes, les médicaments (notamment ceux qui vous auront été prescrits par des médecins trop zélés).

Vous devriez consommer de l'huile de foie de morue pour obtenir des niveaux suffisants de vitamine A et D, 25 cl de lait entier non pasteurisé et provenant de vaches nourries en pâtures, environ quatre cuillères à soupe de beurre (sous n'importe quelle forme), deux œufs (dont les jaunes), de l'huile de coco, des condiments lacto-fermentés, des bouillons d'os, des graines complètes trempées et beaucoup de fruits et légumes frais. Vous devriez consommer du foie frais (85 à 110 grammes) au moins une à deux fois par semaine et du bœuf et de l'agneau environ deux fois par semaine (la graisse naturelle incluse).

En plus de ce régime alimentaire, vous avez peut être des questions concernant les différents aliments que vous pouvez manger ou non. J'ai tenté de répondre à certaines questions que les femmes se posent sur l'alimentation et j'ai établi une liste des choses à faire et à ne pas faire. Je me suis également assuré que les questions soient étudiées en considérant le cas particulier des femmes enceintes atteintes de scoliose. Comprenez bien que votre régime alimentaire doit être naturel et qu'il ne doit pas être influencé par les processus modernes utilisés dans les usines. Ces recommandations de régime pour une grossesse, si vous êtes atteinte d'une scoliose, vous assure de manger sainement pour protéger la santé de vos os et de votre squelette, ainsi que le développement général de votre enfant.

Je sais bien que je ne suis pas en mesure de comprendre et de répondre à toutes vos questions. Si vous avez des doutes ou des suggestions, n'hésitez pas à m'écrire et nous essaierons de traiter ce problème particulier.

- De nombreuses femmes souhaitent savoir si elles doivent consommer des médicaments prénataux car les quantités d'aliments et de vitamines naturelles consommés pendant le premier trimestre sont faibles à cause des nausées matinales. Bien que cela semble logique, il n'est pas recommandé de prendre de compléments de vitamines prénataux car tous ces compléments contiennent des produits chimiques et pourraient donc entraîner le développement de malformations congénitales. Le fait est que la nature est en mesure de gérer ces aspects. Vous devez également vous assurer de consommer les bons aliments dans des quantités adéquates, même si vous vous sentez nauséeuse pendant un moment, essayez d'absorber suffisamment de nourriture pour vous et pour votre bébé.

- Toutes les boissons sans alcool sucrées sont interdites pendant la grossesse. En fait, elles ne font vraiment pas partie d'un régime sain. Celles qui sont habituées à en boire pendant leurs repas devront trouver un substitut. Boire du kombucha ou toute sorte d'infusions, du lait ou du jus de fruit frais sont de bonnes options pour remplacer les sodas. Alors que les infusions et le lait sont appropriés, ne buvez pas de kombucha si vous n'en avez jamais bu avant. En effet, vous pourriez avoir des effets secondaires qui ne sont pas souhaitables lorsque vous êtes enceinte.

- Le poisson est une très bonne option pour les femmes enceintes et de nombreuses femmes sont adeptes des sushis. Cependant, il est préférable de vous éloigner des sushis pendant votre grossesse et de consommer d'autres sortes de poissons lacto-fermentés.

- Un des aspects les plus ennuyeux de la grossesse est que vous n'êtes pas en mesure de consommer autant d'aliments sains que vous le souhaiteriez pendant le premier trimestre lorsque vous avez des nausées matinales. Vous vous demandez peut-être quelle quantité de nourriture vous arrivez à conserver et la quantité que vous perdez en raison de vos nausées et de vos vomissements. Vous devriez essayer de boire du lait cru au cours de la journée pour vous aider à conserver les aliments dans votre estomac et vous assurer d'être en mesure de manger. Chauffez le lait avec un peu de sirop d'érable ou de la cannelle et buvez-en régulièrement. Parmi les autres options naturelles pour combattre la nausée on trouve l'« Elixir Suédois » ou un peu de vinaigre dans de l'eau. Si vous ne parvenez pas à conserver les aliments, faites du bouillon d'os, ajoutez différents légumes et coupez finement des abats en petits morceaux pour vous assurez d'avoir votre dose quotidienne de nutriments.

Avant de voir plus en détails les aspects particuliers de chaque nutriment à inclure dans le régime lors d'une grossesse, respectez certaines lignes de conduite liées à une bonne alimentation. Ces lignes de conduite vous aideront à vous assurer de manger sainement, non seulement pour le bébé mais également pour vous. Ces lignes de conduite vous aideront également à déterminer les points particuliers à retenir parmi toutes les recommandations mentionnées dans ce livre. J'ai donc créé des lignes de conduite que vous pouvez utiliser afin de créer votre propre régime alimentaire pour votre grossesse selon des recommandations et des principes particuliers.

Voici les lignes de conduite que vous devez suivre pendant la grossesse :

- Assurez-vous d'évaluer votre type métabolique et de manger en fonction de ce que vos ancêtres consommaient. Pour changer vos habitudes pendant ces neuf mois, essayez de penser à ce que votre grand-mère vous recommanderait de manger et mettez ces conseils en pratique sans tenir compte des habitudes alimentaires modernes.

- Achetez de grandes quantités d'aliments complets frais et consommez-les avant qu'ils ne périssent.

- Chaque bouchée compte. Alors mangez des aliments frais riches en nutriments. Plus vous en mettez dans la cuillère, mieux ce sera. Evitez tous les aliments qui contiennent des calories vides, comme la farine blanche raffinée, le sucre, les féculents, les colorants et les arômes artificiels.

- Ne vous limitez pas à quelques fruits et légumes frais par jour. Assurez-vous d'en consommer plusieurs sortes. Vous pouvez faire bouillir les légumes, en faire une soupe, les faire cuire à la vapeur ou les faire sauter si vous préférez.

- Votre source principale de liquides doit être l'eau, les jus de fruit frais (pas en boîte de conserve ou ceux que vous trouvez en packs ou en bouteilles) ou le lait. Les jus de fruits traités et les sodas sont à bannir de chez vous, au moins pendant la durée de la grossesse et l'allaitement.

- Assurez-vous d'absorber de grandes quantités d'aliments fermentés de manière traditionnelle afin d'avoir de bons probiotiques ou de bonnes bactéries dans votre système. Cela vous aidera à améliorer les capacités d'absorption de votre système digestif et vous serez en mesure d'assimiler davantage de nutriments à partir des aliments consommés.

- N'oubliez pas de consommer des bouillons de viande faits à partir d'os de poissons, de poulet, de bœuf ou d'agneau.

- Eliminez les effets des acides phytiques.

- Les graisses que vous consommez pendant cette période doivent être des graisses saines, ce qui inclut de l'huile d'olive extra vierge, du beurre, de l'huile de lin, de l'huile de coco et d'autres huiles qui ne sont pas traitées chimiquement. Les graisses saines peuvent également être consommées sous forme de graisse animale, grâce à du bétail élevé de manière biologique.

Nous savons tous que dès que vous serez enceinte, une vie commencera. Une bonne nutrition est nécessaire pour faire grandir cette vie unique et l'aider à se développer correctement. Je n'insisterai jamais assez sur l'importance de la nutrition pendant les premiers jours du fœtus dans votre ventre. Même si les femmes ne le réalisent pas vraiment, c'est à ce stade que se décide le destin de nombreuses personnes dans les années à venir en tant que nourrisson, enfant, adolescent et adulte. C'est à ce stade que le cerveau, les reins et le système cardiovasculaire se développent, et il s'agit également de la période où le risque de développer des maladies dégénératives est le plus important.

Le zygote (la combinaison du sperme et de l'ovule) se dirige vers l'utérus pour s'installer au cours des sept premiers jours de la conception. Une fois cette phase effectuée, il devient un embryon. Certains pourraient être surpris d'apprendre que le cœur de l'embryon se développe en vingt-trois jours et qu'une activité cérébrale peut être enregistrée lorsque l'embryon a quarante jours. En sept semaines, l'embryon est capable de toucher, de froncer le visage, de sucer et d'avoir le hoquet. Après huit semaines, l'embryon développe des organes particuliers et on l'appelle alors « fœtus ». A ce moment là, le fœtus possède 4.000 des 4.500 structures du corps. Le fœtus peut sucer son pouce, faire des sauts et attraper le cordon ombilical.

Une fois le fœtus entré dans le troisième trimestre, votre enfant sera en mesure de survivre en dehors du ventre dans le cas d'une naissance prématurée. Le bébé grandit de façon impressionnante au cours du dernier mois, en particulier son système squelettique. Toute cette croissance et ce développement nécessitent les nutriments appropriés.

Si vous vous demandez pourquoi nous parlons du développement fœtal de l'enfant au cours du chapitre sur la nutrition, je dois vous expliquer que l'embryon, le fœtus et le nourrisson ont besoin de niveaux nutritionnels différents aux différents stades du développement. Votre alimentation doit donc être différente. Vous devrez consommer des bons nutriments tout au long des neuf mois mais vous devez également vous concentrer sur certains en particulier selon le stade de la grossesse où vous vous trouvez.

Le régime de grossesse à l'époque primitive

En se basant sur les études réalisées sur des cultures traditionnelles et primitives, la Fondation Weston A. Price a compris certaines bases sur le régime alimentaire de ces groupes. Toutes les communautés qui vivaient près de la mer s'assuraient que les femmes consomment des œufs de poisson. Le lait provenait de vaches ayant brouté de l'herbe dans les pâtures et on encourageait les femmes à être enceintes au moment où les pâturages étaient verts et abondants. Dans certaines cultures, les hommes et les femmes devaient consommer du bon lait pendant quelques mois avant le mariage.

Les abats faisaient également partie du régime lors d'une grossesse. Ils incluaient la thyroïde d'élan, les araignées de mer et le foie. Les plantes locales, les graisses et les bouillons d'os étaient également consommés pendant la grossesse.

Même si le régime primitif n'était pas basé sur des recherches d'ingrédients particuliers dans chaque aliment, il y avait une réelle intelligence, une connaissance et même du génie dans leur raisonnement. Aujourd'hui, on a découvert que les œufs de poisson sont riches en vitamine B12, en choline, en sélénium, en calcium, en magnésium, en acides gras omégas 3 et en cholestérol.

Maintenant que les connaissances de base ont été expliquées, voyons quels nutriments et quels aliments sont les meilleurs pour les femmes enceintes atteintes de scoliose.

La vitamine A

La vitamine A est nécessaire au fœtus en croissance pour que les cellules, les tissus et les organes puissent se différencier correctement. Elle aide également au développement du système de communication entre les différents organes et le cerveau en créant le réseau de nerfs nécessaire à la communication. De plus, un faible taux de vitamine A peut également entraîner une diminution du nombre de néphrons dans les reins, par conséquent ces derniers se fragilisent. La vitamine A est également nécessaire pour le développement correct des poils ciliaires présents dans les poumons.

Les carences en vitamine A pendant la grossesse peuvent également entraîner un grand nombre de maladies particulières chez le fœtus. Le nourrisson pourrait avoir des problèmes de vue, des reins mal placés, un bec de lièvre, des problèmes de fente palatine ou des anomalies au niveau du cœur et des poumons. Des tests sur des animaux de laboratoires ont montré que cela pouvait entraîner une fausse couche spontanée, des défauts à différents degrés au niveau des yeux, des distorsions au niveau de la bouche et de l'alignement des dents, un déplacement des ovaires, des testicules et des reins, une période de travail prolongée lors de l'accouchement et même le décès de la mère.

L'ANR (l'Apport Nutritionnel Recommandé) en termes de vitamine A qui est conseillé pour une femme enceinte est de 2.600 UI par jour, soit juste 300 UI de plus que ce qui est recommandé chez les femmes qui ne sont pas enceintes. Bien que les chiffres exacts de la quantité de vitamine A incluse dans les régimes primitifs lors de la grossesse soient inconnus, on estime que les nutriments étaient consommés à hauteur de 20.000 UI et plus. Cette hypothèse se fonde sur la quantité d'huile de foie de morue, de lait, de beurre et d'œufs consommés lors de la grossesse.

Ce qui est étrange, c'est que le système médical moderne avertit les femmes enceintes de ne pas consommer trop de vitamine A car certains affirment que les excès entraînent également des malformations congénitales. La question que vous devez vous poser c'est pourquoi les femmes enceintes dans les sociétés traditionnelles ne donnaient pas naissance à des enfants atteints de malformations congénitales alors qu'elles consommaient des quantités si élevées de vitamines. Le fait est que cette observation concernant la consommation excessive de vitamine A repose sur une seule étude conduite par les scientifiques de l'Institut de Médecine, sous la direction du Dr. Kenneth Rothman de Boston, et publiée en 1995. De nombreux éléments n'étaient pas corrects dans cette étude. Par exemple, la quantité de vitamine A était calculée en fonction de la quantité de vitamine A stockée dans le foie. Ce nombre a été multiplié par deux (car le foie est supposé contenir la moitié de la vitamine A contenu dans le corps) et l'absorption de la vitamine A fut également divisée par le nombre de jours du dernier trimestre (lorsque la vitamine A est censée s'être accumulée).

Ce que les chercheurs de l'Institut de Médecine supposaient, c'est que la quantité de vitamine A trouvée dans le fœtus pouvait être utilisée sur une période de plusieurs jours pour son développement. Cependant, la nature même de la vitamine A implique qu'elle ne doit pas être stockée mais utilisée. Les scientifiques n'avaient aucune idée des conséquences sur la santé future de l'enfant. L'étude a également examiné le cas de plus de 23.000 femmes qui consommaient plus de 10.000 UI de vitamine A et il a été observé que les nourrissons issus de ces mères présentaient un risque plus élevé (4,8 fois) de développer des malformations de la crête neurale crânienne. La grande quantité de vitamine A consommée par ces femmes provenait également de pilules et de compléments alimentaires et pas uniquement de leur alimentation.

Contrairement à l'étude mentionnée ci-dessus, il existe d'autre études qui ont été menées pour prouver que des taux élevés de vitaminé A ne sont pas dangereux. Ces études attribuent les malformations congénitales à l'incidence générale des malformations congénitales. L'incidence de ces malformations congénitales était de 3 à 4 pourcents, et parmi celles qui consommaient de grandes quantités de vitamine A, ces malformations congénitales étaient environ de 3 pourcents, un chiffre qui se situe plutôt en bas du spectre étudié.

La vitamine E

En 1922, la vitamine E a été appelée « facteur X de fertilité », en effet il a été découvert que les rats ne pouvaient se reproduire sans cette vitamine. Malgré cela, les scientifiques étaient incapables d'appréhender totalement le rôle de la vitamine E au cours de la grossesse.

Même si les scientifiques ne peuvent pas le prouver, cela ne veut pas dire que ce soit faux pour autant. La vitamine E est importante pour la reproduction humaine. Vous trouverez beaucoup de vitamine E dans les noix, les graines, les fruits et les légumes frais.

La vitamine D

Lorsque vous atteindrez le troisième trimestre, vous ressentirez un développement important au niveau de votre corps. Cette croissance est visible de l'extérieur et vous constaterez que votre bébé grandit avec un squelette qui devient plus grand et plus fort. Au cours des six dernières semaines de la grossesse, environ la moitié du calcium que l'enfant possèdera à la naissance est assimilée par son squelette. Des preuves confirment que la vitamine D contribue au développement des poumons et interagit avec la vitamine A afin de permettre une croissance appropriée. Il a également été constaté que le niveau de vitamine D dans le sang d'un nouveau-né est quasiment identique à celui de la mère.

Au fil des années, de nombreuses recherches ont été effectuées pour apporter un peu de lumière sur le fonctionnement de la vitamine D. Lorsqu'une étude explique le fonctionnement de la vitamine D d'une manière particulière, d'autres études s'empressent de dire le contraire. En 1997, l'Institut de Médecine a indiqué que le transfert de la vitamine D de la mère au fœtus est minimal. Ils ont également mentionné la nécessité pour une femme enceinte de consommer davantage de vitamine D que ce qui est conseillé pour les femmes qui ne sont pas enceintes. Cette conclusion paraissait très illogique car la quantité moyenne de vitamine D recommandée (200 UI par jour) pour les femmes était faible en premier lieu. Ce qui est encore plus surprenant c'est que le Comité de l'Académie Pédiatrique Américaine chargé de la nutrition, et tout particulièrement sa section chargée de l'allaitement, a mentionné que les 400 UI de vitamine D recommandés plus tôt devaient être diminués à 200 IU, la quantité recommandée par l'Institut de Médecine.

Une chose encore plus étrange est qu'ils recommandaient d'éloigner les nourrissons du soleil et de les couvrir complètement lorsqu'ils y étaient exposés. Ils ont également mentionné que le lait maternel était pauvre en vitamine D, sans donner d'explication. Ces lignes de conduite contradictoires, concernant une consommation plus faible de vitamine D par les mères et les recommandations liées au soleil nous rendent perplexes à l'heure actuelle.

La fondation Weston A. Price, qui a effectué une étude empirique très intéressante sur les cultures primitives, recommande une consommation de 2.000 UI par jour en vitamine D. Cela peut être obtenu grâce à l'huile de foie de morue, aux mollusques, au beurre et au lard. Des enfants finlandais à qui on a donné des compléments en vitamine D à hauteur de 2.000 UI au cours de leur première année ont évité le risque de diabète de type 1 pour les 30 années suivantes. Cette étude a été réalisée auprès de 10.000 enfants.

La vitamine K

Peu de scientifiques ont une bonne compréhension de la façon dont la vitamine K fonctionne dans le corps ou de la manière dont elle favorise le développement du fœtus. Les professionnels émettent l'hypothèse selon laquelle les protéines Gla osseuse et les protéines Gla matricielle, toutes deux dépendantes de la vitamine K, contribuent à placer les sels de calcium là ou ils doivent être. Cela signifie que le calcium se dépose dans les os et non dans les zones où les tissus mous doivent se former. Les enzymes qui activent les protéines dépendant de la vitamine K sont présentes dans le fœtus dès le premier trimestre.

Bien que nous ne connaissions pas le rôle joué par la vitamine K dans le développement du fœtus, nous savons que des problèmes sérieux peuvent apparaître s'il y a des carences ou des blocages qui empêchent la mère d'utiliser la vitamine K. Une mère qui consomme le médicament appelé Warfarin pendant sa grossesse l'apprendra à ses dépens. Ce médicament, qu'elle consomme peut-être pour bloquer le mécanisme normal de coagulation, peut entraîner une carence en vitamine K. Les bébés naissent avec un nez écrasé et développent des cavités et des plaques au niveau de la colonne, menant à la tétraplégie.

Il est clair, compte tenu de cet exemple, que la vitamine K est particulièrement essentielle pour l'équilibre du système squelettique et du système nerveux. On dit que des injections de vitamine K peuvent permettre le transport des nutriments vers le placenta ; qui à son tour les transmet au fœtus, en fonction des besoins. Les aliments qui contiennent beaucoup de vitamine K sont le foie d'oie, le natto et le fromage. Le beurre et les jaunes d'œuf contiennent également de la vitamine K, dans une certaine mesure.

DHA

La DHA ou acide docosahexaénoïque est essentielle à la formation des neurones et des lipides du cerveau comme la phosphatidylsérine. Elle est également un prélude à un composé synthétique destiné à protéger les neurones lorsqu'ils sont attaqués par des radicaux libres à cause du stress. La DHA peut être créée par le fœtus, le nourrisson et les adultes, à partir des omégas 3 contenus dans les acides gras et à partir d'acides alpha-linoléniques que l'on trouve dans les huiles végétales. Le taux de conversion est d'à peine un pourcent dans le fœtus et il reste à ce niveau tout au long de la vie. Un fœtus recueille et stocke la DHA dans son cerveau par l'intermédiaire de la mère. La DHA peut également être obtenue grâce à de grandes quantités d'huile de foie de morue et de poisson gras.

L'acide folique

Le rôle de l'acide folique au cours de la grossesse est probablement le plus connu pour la plupart des personnes. Il s'agit d'un type de vitamine B nécessaire à la production adéquate d'ADN, et nous savons tous que de l'ADN nouveau est nécessaire pour la croissance de l'enfant. L'acide folique contribue également à empêcher les déficiences nerveuses. Il aide à augmenter le poids de l'enfant et empêche les avortements spontanés, les retards mentaux et les déformations de la bouche.

On considère que le niveau d'acide folique recommandé par jour lors d'une grossesse est de 600 microgrammes. Ceux qui recommandent ce niveau mentionnent également que des niveaux plus élevés peuvent entraîner une chute importante du nombre de globules rouges chez la mère. On estime également que la moitié de la quantité nécessaire provient de l'alimentation et l'autre moitié de compléments alimentaires.

Le fait est que la quantité d'acide folique absorbée par le corps dépend énormément du taux de zinc présent dans ce dernier. De plus, l'acide folique synthétique doit être transformé en acide folique utilisable. Cette conversion est normalement limitée à 200 microgrammes par dose unique. Avec le temps, cette capacité peut diminuer. Les aliments riches en acide folique sont le foie, les légumes et les légumes verts feuillus.

La choline

Des quantités faibles de choline sont associées à des risques bien plus élevés (quatre fois plus) de développer des malformations au niveau du tube neural. La choline est reliée de près à l'acide folique car elle peut être transformée en un composé appelé la bétaïne qui agit comme un substitut à l'acide folique dans certaines réactions.

De plus, vous devez également savoir que la choline est directement impliquée dans le développement du cerveau du fœtus. Elle est nécessaire au développement des neurones cholinergiques qui a lieu à partir du 56ème jour de la grossesse jusqu'à la fin du troisième mois. En fait, il s'agit d'un élément que vous devez apporter à votre enfant, même après la naissance et jusqu'à ce qu'il atteigne l'âge de quatre ans. A ce stade la production et la différenciation des neurones et des synapses sont achevées.

Les études menées sur des rats qui ont reçu des doses élevées de choline ont montré que ces rats donnaient naissance à des rats dotés de niveaux de mémoire visuo-spatiale et auditive 30 pourcents supérieurs à la normale. Les bébés rats ont été observés jusque tard dans leur vie et on a remarqué qu'ils ne développaient pas de sénilité liée à l'âge et qu'ils étaient bien plus résistants aux attaques de neurotoxines.

Bien que l'Apport Nutritionnel Recommandé en choline pour les femmes enceintes soit de 425 milligrammes par jour, les études ci-dessus montrent que tripler cette quantité peut apporter des effets bénéfiques sur le long terme pour le nourrisson. Certains aliments que vous pouvez consommer pour augmenter votre consommation de choline sont le foie, les jaunes d'œufs, la viande, les noix et les légumes.

La glycine

La glycine, un acide aminé, peut être un facteur limitant dans le processus de synthèse protéique. Le fœtus peut soit assimiler la glycine provenant directement du sang de la mère soit utiliser l'acide folique pour l'assimiler à partir de la sérine. Il est important que la mère consomme des quantités importantes de glycine en consommant des bouillons de peaux et d'os.

De nombreuses personnes considèrent que l'attention portée sur la nutrition n'est pas justifiée au cours de la grossesse. Les femmes qui ont peur de prendre du poids et qui veulent suivre leur régime amincissant insensé même pendant leur grossesse commencent à croire l'idée reçue selon laquelle la croissance du bébé dépend de leur patrimoine génétique. En réalité, elles ont raison, mais seulement dans une certaine mesure. La vérité c'est que l'intervention des gènes dans la croissance et dans le développement est limitée à certains secteurs. Cependant si le fœtus n'est pas nourri avec les bons nutriments et les bons minéraux, il est possible que l'enfant développe une forme de carence ou des déformations et retards.

Dans une étude réalisée en 1995, 62 cas de dons d'ovocytes ont été étudiés. Il fut intéressant de constater que le poids à la naissance du nourrisson n'était pas lié à celui du donneur, mais plutôt au poids du receveur. Les raisons en sont très simples. L'environnement dans lequel le fœtus se nourrit décide du degré de développement de l'enfant. Si vous consommez moins de 25 grammes de protéines et plus de 265 grammes de glucides dans la dernière partie de votre grossesse, le poids de l'enfant diminuera. La nutrition fournie au cours du dernier trimestre est également liée à l'hypertension et à une pression sanguine élevée à partir de 40 ans et plus.

Les acides gras

De nombreux chercheurs estiment que les besoins en acides gras sont plus élevés chez les hommes. Mais peu de gens parlent des 300 études, voire plus, réalisées par MELINE à propos des besoins et du statut des EFA (Acides gras essentiels) chez les femmes pendant les années où elles peuvent être fécondées. Des études ont montré que les niveaux d'acides gras essentiels chez les femmes sont cruciaux pour une procréation et un allaitement sans soucis.

On estime que les besoins en acides gras essentiels pour les femmes enceintes avoisinent les six pourcents de l'apport calorique total. Même une carence légère peut influencer la croissance correcte du fœtus. Alors que des rapports, tel que le rapport de Rome FAO/OMS, ont recommandé d'augmenter la consommation de graisses - en particulier dans les pays concernés par la malnutrition, l'Organisation Mondiale de la Santé fait malgré tout état d'une carence en graisses dans la plupart des pays en voie de développement.

Les acides gras essentiels allongés sont des précurseurs aux prostaglandines qui sont très importantes pour maintenir la grossesse. Des chercheurs mentionnent également qu'il existe une réduction significative des acides gras essentiels allongés pendant la grossesse, au moment où le corps doit faire face à une demande importante de ces mêmes acides, notamment en DHA. La prise de compléments alimentaires est donc nécessaire pour poursuivre une grossesse en bonne santé. Le chercheur Hollandais, Dr Gerard Hornstra a mentionné que les femmes devaient réduire leur consommation d'acides gras trans contenus dans « les huiles alimentaires issues de l'hydrogénation industrielle ». Les poissons gras, comme le saumon et le thon de mer, l'huile de foie de morue et le jaune d'œuf sont des sources d'acides gras omégas 3 qui sont sans danger. Les abats de poulets correctement nourris et d'animaux élevés à l'herbe peuvent également être consommés.

La vitamine B6

Le rôle de la vitamine B6 au cours de la grossesse a été largement amoindri. La plupart du temps, on demande aux femmes d'augmenter leur consommation d'aliments riches en fer ou on leur donne des compléments en fer pour s'assurer qu'elles ne soient anémiées au cours de la grossesse. Le fait est que les niveaux de fer et de vitamine B6 chutent de façon drastique au cours du troisième trimestre, et le risque d'anémie due à une déficience en vitamine B6 existe. Cela peut se produire même lorsque vous avez des quantités suffisantes de fer dans votre sang.

L'anémie pendant la grossesse peut affecter le développement mental du fœtus. L'anémie causée par la vitamine B6 ne doit pas être différenciée de l'anémie due majoritairement à des carences en fer.

Si les niveaux de vitamine B6 sont plus faibles chez une femme enceinte, il est probable que les niveaux de vitamine B6 dans le lait maternel seront également faibles. Le corps n'a pas la capacité de réguler la quantité de vitamine B6 dans le lait maternel de manière significative. Cela signifie que les femmes qui ne consomment pas suffisamment de vitamine B6 ne seront pas en mesure de produire du lait maternel suffisamment riche. Un groupe de chercheurs a conclu qu'un minimum de 3,5 à 4,9 mg de vitamine B6 est nécessaire pour maintenir des quantités suffisantes de vitamines B6 dans le lait maternel. Cela représente le double de l'apport quotidien recommandé.

Les glucides

Les glucides sont principalement les féculents, les sucres, la cellulose et les gommes. Avant d'aborder cette question et de déterminer s'il est bon ou non de consommer des glucides pendant la grossesse, vous devez comprendre qu'il existe deux types de glucides - les glucides simples et les glucides complexes. Les glucides simples sont ceux que l'on trouve dans les aliments tels que les bonbons, les fruits et les pâtisseries, et les glucides complexes sont ceux que l'on trouve dans les légumes, les haricots, les céréales complètes et les noix. Les glucides simples sont souvent considérés comme une source d'énergie instantanée. Les glucides complexes ont besoin de plus de temps pour être assimilées.

Il n'y a aucun doute sur le fait que les glucides apportent de l'énergie au corps. Il est également vrai que le fait qu'ils soient digérés en même temps que le glucose qui apporte de l'énergie entraîne une production d'insuline, d'adrénaline et de cortisol. Ces composés peuvent entraîner des problèmes comme du diabète, des cancers, des crises cardiaques, des complications cardiaques, des problèmes vasculaires, des problèmes nerveux et bien plus encore. On sait également qu'ils peuvent avoir des incidences sur la santé des os.

Le Dr Loren Cordain, une spécialiste de la nutrition, croit que deux ou trois portions de céréales par jour constitue la dose maximum nécessaire pour un individu. Vous avez peut-être entendu des adeptes du régime végétarien vous dire que l'homme n'est pas supposé manger de la viande et que nous sommes faits pour manger des plantes. Mais l'histoire nous prouve le contraire. Le corps humain n'est pas fait pour consommer des aliments riches en glucides mais des aliments riches en protéines. Il suffit d'observer des fossiles qui montrent que la stature des premiers fermiers était bien plus petite pour le prouver. Il existait également un taux plus élevé de mortalité dans les communautés qui découvraient un nouveau mode de vie lié à l'agriculture.

D'après les termes du Dr Joseph Brasco, médecin :

« Sur un inventaire de 51 références portant sur l'examen de populations humaines du monde entier et à différentes époques, lors de leur passage du statut de chasseurs-cueilleurs à celui de fermiers, un enquêteur a conclu qu'il existait alors une dégradation générale de la qualité et de la durée de leur vie. Il existe maintenant des preuves solides empiriques et cliniques qui indiquent que nombre de ces changements sont directement liés au régime basé principalement sur les céréales pour ces fermiers. Puisque 99,99 % de nos gènes ont été formés avant le développement de l'agriculture, d'un point de vue biologique, nous sommes toujours des chasseurs-cueilleurs. »

Il suffit de regarder rapidement la façon dont notre alimentation a changé aujourd'hui pour comprendre le nombre important de complications rencontrées par les femmes lors de leur grossesse. Le régime auquel l'homme traditionnel et primitif était habitué était plein de protéines issues de produits de la mer et de viandes. Cependant les femmes primitives accomplissaient seules tout le travail à la maison. Elles n'avaient pas de nounous pour s'occuper des enfants. Elles n'avaient pas de lave-vaisselle ou de machine à laver le linge, elles étaient donc toujours occupées et faisaient de l'exercice en permanence. Elles n'étaient pas prédisposées à devenir obèses comme nous le sommes aujourd'hui avec tous les gadgets qui nous aident à effectuer les tâches quotidiennes.

L'activité physique a été réduite et le temps libre dont nous disposons est consacré à des activités qui ne demandent pas beaucoup d'efforts. Etre assis devant son ordinateur et surfer sur le net ou travailler ne requiert pas autant d'activité physique, qu'entretenir une maison ou s'occuper des enfants.

En raison du manque d'exercice et de la quantité de glucides supplémentaires que nous consommons via des aliments traités et des céréales raffinées, nous secrétons davantage d'insuline. Si l'insuline contribue au métabolisme du sucre, elle stimule également l'accumulation de graisse autour de la taille. Elle stimule l'appétit et augmente les risques de maladies cardiaques, de scoliose et de cancer. Nous savons également que l'insuline augmente la production de la protéine C réactive qui accélère les inflammations et le vieillissement. Des taux élevés d'insuline dans le sang peuvent également générer une incapacité à stocker le calcium et le magnésium, causant ainsi des dommages importants au niveau des os.

La quantité de sucre que nous consommons à l'heure actuelle crée de nombreux problèmes, en particulier chez les femmes enceintes. Bien qu'il n'y ait rien de négatif concernant le sucre en lui-même, les aliments riches en glucides que nous consommons sont privés de toutes les protéines, des vitamines et des minéraux dont nous avons besoin. Digérer des sucres raffinés sans la présence d'autres nutriments est impossible. Le métabolisme incomplet des glucides entraîne la production d'acide pyruvique qui commence à s'accumuler dans le cerveau, dans le système nerveux central et dans les globules rouges. Ces métabolites toxiques compromettent la respiration des cellules, entraînant leur mort.

La consommation excessive de glucides est la cause réelle de l'obésité que l'on peut observer dans le monde. Tout le monde semble rendre les graisses contenues dans les aliments responsables de ce phénomène. Si vous retirez les sucres de votre alimentation et que vous contentez de consommer des céréales complètes (au lieu de céréales raffinées), vous vous assurez une santé saine et libre de toxines.

Il est également important de comprendre ce qui est bon pour votre corps et ce qui ne l'est pas. Nombreux sont ceux qui sont trompés par les étiquettes qui mentionnent : « sans sucre » et qui en déduisent alors que ce sont des produits plus sains. Méfiez-vous de cela, en particulier lorsque vous êtes enceinte, car ces aliments de supermarché peuvent contenir des additifs et des dérivatifs que vous ne devez pas consommer. Certains de ces aliments contiennent de l'aspartame, un substitut du sucre qui s'est avéré être cancérigène. D'autres aliments contenant du sirop de maïs, de l'huile de maïs et du maïs sont également plus ou moins dangereux pour vous et votre bébé. Les édulcorants à base de maïs sont largement utilisés dans le monde occidental en tant que substituts pour le sucre, mais ils ont été assez décriés. Ils sont aujourd'hui une des causes principales de l'obésité et du diabète.

Des excès de glucides produisent des niveaux élevés d'insuline qui, à leur tour, font que le corps produit du cortisol en excès, d'où une déminéralisation des os, entre autres. Lorsque les minéraux osseux sont évacués en même temps que les tissus conjonctifs, cela mène à l'ostéoporose et à la maladie de la dégénérescence des disques. En prenant en compte la scoliose et le stade de la vie dans lequel vous vous trouvez, la santé osseuse est extrêmement importante pour vous assurer d'être en bonne santé, pour être en mesure de porter le poids de votre enfant avec le moins de douleurs possibles pour les neuf mois à venir.

Avant d'opter pour un régime alimentaire pour la durée de votre grossesse, vous devez également savoir que boire du lait et consommer des yaourts et des produits laitiers ne suffit pas à fournir le calcium et le magnésium dont votre corps a besoin. En effet, la consommation supplémentaire de glucides prive en permanence le corps de minéraux comme le calcium, le magnésium, le manganèse, le chrome, le zinc, le cobalt et le cuivre. Cela provient principalement du fait que le processus de digestion des sucres crée de l'acidité dans le corps, entraînant une détérioration de ces minéraux essentiels.

Cela ne veut pas dire pour autant que votre corps n'a pas besoin de glucides. Les meilleurs glucides sont ceux qui sont présents dans les légumes. Les légumes sont une très bonne source pour les glucides dont nous avons besoin. Puisque les légumes que vous consommez contiennent une quantité importante de fibres, ils assurent une digestion plus lente. Alors que cette explication est appropriée pour les carottes et le maïs, elle ne s'applique pas aux pommes de terre, surtout si elles sont plongées dans la friture (comme avec les frites). Les pommes de terre sont exceptionnellement riches en glucides et ne contiennent pas assez de fibres pour assurer une digestion lente.

La meilleure option consiste à consommer des légumes biologiques. Assurez-vous d'acheter des produits biologiques frais. Si vous n'êtes pas en mesure de le faire, optez plutôt pour des fruits et des légumes frais. Des légumes en boîtes et congelés ne sont pas vraiment un choix sain.

Un autre mythe dont vous devez vous méfier affirme que tous les fruits sont sains. Il ne fait aucun doute que les fruits sont une bonne source de fibres et de certains minéraux nécessaires au cours de la grossesse. Rappelez-vous cependant qu'ils contiennent du fructose en grande quantité et que le fructose est un sucre. Le corps réagit au fructose comme il le fait avec le sucre. Donc même si vous devez consommer des fruits pendant votre grossesse, limitez-en la consommation pour vous assurer de ne pas en abuser.

Les protéines

Tout le monde sait que les protéines sont importantes pour la croissance et la régénérescence du corps. C'est pour cela qu'on les appelle les piliers fondamentaux de la nutrition, de la croissance et de la guérison. Les protéines sont en fait des acides aminés qui se lient entre eux en différentes combinaisons pour former des enzymes qui peuvent être utilisés pour différentes fonctions.

Bien que les légumes contiennent certains acides aminés, seuls les produits provenant d'animaux peuvent apporter les huit acides aminés essentiels. Les légumes sont riches en protéines végétales et apportent également des fibres et des minéraux. Ils ne contiennent cependant pas tous les acides aminés essentiels nécessaires au corps. Les protéines animales sont donc nécessaires si vous souhaitez être sûre d'avoir une nutrition protéinique satisfaisante.

Nombreux sont ceux qui vous avertissent des dangers liés à une consommation trop importante de bœuf ou de viande rouge. Le problème ne se situe pas au niveau de la viande, mais dans la manière dont elle est traitée et dont elle arrive jusqu'à vous. Jusqu'au milieu du 20ème siècle, les vaches abattues pour la consommation étaient nourries avec de l'herbe. Ces vaches étaient nourries sur une période de quatre à cinq ans. A l'heure actuelle, elles sont nourries au maïs ou aux céréales et elles sont prêtes à être mises sur le marché en 14 à 16 mois. C'est très bon pour le commerce mais pas du tout pour les consommateurs de viande.

Les vaches nourries aux céréales et au maïs sont plus susceptibles de contracter des maladies. Les vaches sont des ruminants et leur système digestif ne permet pas la digestion des céréales. Leur estomac dispose de ce qu'il faut pour fermenter l'herbe mais pas les céréales. Les vaches élevées à l'herbe ont également une chair plus maigre et le bœuf apporte d'avantage d'acides gras omégas 3 qui sont nécessaires lorsque vous êtes enceinte.

Les protéines que vous devez consommer lorsque vous êtes enceinte doivent venir des produits de la mer ou de viande de bœuf provenant de vaches élevées à l'herbe. Celle-ci est une bonne source d'acides gras omégas 3, d'acide linoléique conjugué, de beta carotène, de niveaux importants de vitamine A et E et elle ne présente pas de risque d'infection bovine.

Il n'y a aucun doute sur le fait que le poisson et les fruits de mer sont la meilleure option pour permettre aux femmes enceintes d'obtenir toutes les protéines nécessaires. De nouveau, le problème ici n'est pas le poisson en lui-même, mais la façon dont il est élevé et nourri. La plupart des poissons que vous voyez au supermarché sont élevés en ferme. Comme ces éleveurs de poisson sont principalement intéressés par leurs profits, de grandes quantités de poissons sont conservées dans des zones très petites et confinées. Cette surpopulation peut entraîner des maladies et des blessures. Afin de s'assurer qu'ils ne développent pas d'infections, ils sont nourris d'antibiotiques et de produits chimiques. Certains reçoivent également des hormones et des médicaments, alors que d'autres sont génétiquement modifiés. Il existe également d'autres méthodes utilisées par les éleveurs pour rendre le poisson plus rose afin de le vendre plus facilement et à un prix supérieur. Par exemple, le saumon d'élevage est souvent « nourri » avec de la cantaxantine et de l'astaxantine pour rosir sa chair. Le saumon naturel qui vit dans la mer, se nourrit de crevettes et de plancton, ce qui rend sa chair rose de manière naturelle, sans nécessiter de produits chimiques. Les poissons les plus sains, si vous n'avez pas accès à du poisson naturel, sont le saumon sauvage du Pacifique, la dorade, le bar rayé, la sardine, le haddock et le poisson plat du Pacifique.

L'œuf est également une très bonne source de protéine. Si on vous a dit d'éviter les œufs à cause de leur grande teneur en cholestérol ou parce qu'ils causent des problèmes cardiaques, vous devriez peut-être arrêter d'écouter ces personnes. Les œufs sont une très bonne source pour toutes les sortes de minéraux nécessaires à l'exception de la vitamine C. Ils contiennent des quantités importantes de vitamines A et D qui combattent les radicaux libres. Ils sont également riches en protéines, éléments fondamentaux nécessaires en grande quantité par la mère pour son fœtus.

Attention cependant avec les œufs produits artificiellement. Lorsque vous êtes enceinte, vous devez vous assurer de consommer des œufs qui proviennent de poules qui se nourrissent d'aliments naturels. Les œufs doivent être bouillis ou cuits au plat, car ainsi le jaune d'œuf n'entre pas en contact avec le blanc, ce qui l'oxyde.

Les graisses

La chose la plus importante dont nous devons discuter, ce sont les idées reçues associés aux graisses. Il existe de nombreuses idées reçues associées à cet élément de la pyramide des aliments. Voici donc plusieurs arguments que vous entendrez souvent et que vous aurez tendance à prendre pour des acquis.

- *La consommation de graisses entraîne des maladies cardiaques —* les graisses animales sont particulièrement montrées du doigt en raison de leur teneur en cholestérol et en graisses saturées. L'incidence des maladies cardiaques aux Etats-Unis a augmenté drastiquement entre 1920 et 1960. Il s'agissait de la période au cours de laquelle la consommation de graisse animale avait diminué et où la consommation de graisses végétales traitées industriellement et hydrogénées avait augmenté (USDA HNIS).

- *Les artères se bouchent à cause des graisses saturées —* Il existe des études qui prouvent que les graisses qui bouchent les artères ne sont pas saturées. Cette proportion peut atteindre 74 pourcents et contredit ainsi tout ce qui accuse les graisses saturées d'être responsables des artères bouchées.

- *Les graisses animales sont responsables de cancers* — Il vous suffit d'observer les quantités en baisse de consommation de graisses animales dans le pays pour voir que cela n'est pas vrai. Les personnes consomment de moins en moins de graisses animales, une proportion relativement importante de ces personnes devenant végétariennes ou végétaliennes. Et pourtant le nombre de cancers n'a pas diminué, au contraire il a même considérablement augmenté.

- *Les régimes alimentaires faibles en graisse vous aident à vous sentir mieux*— Il s'agit d'une idée reçue qui amène les gens à confondre régime et exercices. Alors que suivre une routine d'exercices vous aidera à vous sentir mieux, consommer moins de graisse est associé à la dépression, la fatigue, l'irritabilité, aux envies de suicide et aux problèmes physiologiques. L'alimentation de l'homme des cavernes était faible en graisses - ceci ne peut être plus inexact. Les hommes primitifs ne consommaient pas de graisses hydrogénées mais une grande quantité de graisses animales provenant de poissons, de mollusques, de mammifères marins, d'oiseaux terrestres, de cochons, de moutons, de chèvres et de noix (Abrams, Food & Evolution 1987).

Ceci étant dit, certaines graisses ne sont pas saines. Ce sont les graisses qui entraînent les maladies et les problèmes que l'on associe la plupart du temps aux graisses en général, dont les cancers, les maladies cardiaques, les déficiences du système immunitaire, la stérilité, les difficultés d'apprentissage, les problèmes de croissance et l'ostéoporose.

Les huiles partiellement hydrogénée et les huiles hydrogénées ne sont pas bonnes pour la santé. De la même manière, les huiles liquides traitées industriellement comme l'huile de soja, l'huile de maïs, l'huile de carthame, l'huile de lin et de canola ne sont pas saines non plus. Même les graisses et les huiles qui sont chauffées à haute température dans la friture ne doivent pas être réutilisées.

L'hydrogénation solidifie les huiles liquides et contribue à l'augmentation de la conservation des graisses. Cela ajoute également de la saveur aux aliments. Parmi les aliments courants dans lesquels l'huile hydrogénée est ajoutée, on trouve la margarine, les biscuits salés, les pâtisseries, les biscuits sucrés, les en-cas et les aliments traités.

Demandez à n'importe qui, on vous dira sûrement que les graisses saturées sont responsables de tous les problèmes liés à la santé. Mais la réalité est bien différente. Les huiles végétales qui sont traitées sont la cause réelle de tous les problèmes puisqu'elles contiennent des taux élevés de radicaux libres responsables de toutes les maladies.

Les graisses saturées sont bonnes pour les êtres humains car nous sommes des animaux à sang chaud. Nous ne fonctionnons pas à température ambiante. Ces graisses offrent la rigidité nécessaire à nos membranes cellulaires et à nos tissus pour rester sains. Les graisses saturées renforcent également notre système immunitaire et favorisent la communication intercellulaire. Elles favorisent également le fonctionnement des poumons et assurent le bon fonctionnement des poumons et du système hormonal.

Les femmes enceintes doivent également savoir que les graisses sont particulièrement utiles pour faire fonctionner le système nerveux. Ainsi, pour assurer le bon fonctionnement du système nerveux de votre bébé, vous devez consommer une quantité suffisante de graisses saturées.

Alors que les graisses sont présentées comme les démons de la société moderne, il suffit d'observer le régime des Inuits pour s'apercevoir que cela est erroné. Plus de 50 pourcents de la consommation journalière de calories des Inuits provient de graisses, et pourtant les taux de maladies cardiaques ne sont pas différents (et en réalité ils sont inférieurs) à ceux des Américains ou des Canadiens. Néanmoins, il est important de noter que les graisses consommées par ces populations proviennent d'animaux sauvages et non d'animaux nourris en ferme avec des aliments chimiques ou des médicaments.

La noix de coco est une très bonne source de graisses saturées. Parmi les trois types différents de graisses saturées, la noix de coco contient le type le plus sain. Une étude réalisée en 2004 et publiée dans le « Clinical Biochemistry » (« Biochimie clinique ») montrait que l'huile de coco diminuait le cholestérol total et le LDL (le mauvais cholestérol).

Les acides gras à chaîne moyenne (AGCM) qui se trouvent en abondance dans l'huile de coco peuvent être facilement digérés. Ils vont directement dans le foie où ils sont convertis en énergie au lieu d'être stockés sous forme de graisses. Cette méthode réduit le travail du pancréas et du système digestif au moment de la digestion.

Une grande partie de la recherche menée par le Dr Price de la fondation Weston A. Price fait référence aux activateurs liposolubles. Il s'agit principalement des vitamines, entre autre les vitamines A, D et K, qui servent de catalyseurs pour l'absorption des minéraux. Cela signifie qu'une grande partie de ce que l'on mange ne peut pas être absorbé correctement si nous ne disposons pas de ces « activateurs » en quantité suffisante. Les régimes traditionnels contiennent plus de 10 fois la quantité de ces nutriments.

Le plus important, c'est que la recherche moderne valide également les découvertes du Dr Price. Nous savons que la vitamine A est nécessaire pour les métabolismes des minéraux et des protéines, ainsi que dans la prévention des malformations de naissance. Elle est également essentielle au développement correct du fœtus et du nourrisson, ainsi qu'à la production des hormones du stress et des hormones sexuelles, aux fonctions thyroïdiennes et à la santé des yeux et des os.

La vitamine D est essentielle pour la santé des os, pour le tonus musculaire, pour le fonctionnement approprié du système nerveux, pour la santé reproductive et pour la santé psychologique. D'un autre côté, la vitamine K, contribue au développement du squelette, à la reproduction et elle contribue à protéger contre la calcification et l'inflammation des artères. Le fait que ces vitamines travaillent en synergie est une certitude.

Lorsque vous consommez des graisses saturées en même temps que ces vitamines, vous assurez un développement physique et mental optimal pour votre enfant. Vous pouvez trouver la vitamine A dans des sources animales comme le bœuf, les poissons gras, l'huile de foie de morue, le jaune d'œuf et les produits laitiers. Un précurseur de la vitamine A est le beta carotène qui peut être trouvé dans les légumes verts feuillus et dans les légumes colorés, comme les carottes. La vitamine D est produite par le corps lorsqu'il est exposé au soleil. La vitamine K est également fabriquée par votre corps grâce à des bactéries bénéfiques dans les intestins. C'est pourquoi consommer des aliments fermentés comme le natto et le kéfir est bénéfique. Parmi les autres aliments qui contiennent de la vitamine K, on trouve le chou, le chou-fleur, les épinards et le brocoli.

Les probiotiques

Ils sont particulièrement essentiels si vous ne souhaitez pas contracter de maladies pendant votre grossesse car 80 pourcents du système immunitaire résident dans les voies gastro-intestinales. Plus de 500 espèces de bactéries vivent dans l'appareil digestif en permanence. Il y a environ 100 trillions de bactéries qui vivent dans votre corps. C'est plus de 10 fois le nombre total des cellules de votre corps.

L'équilibre idéal entre les bonnes et les mauvaises bactéries se situe respectivement autour de 85 % et 15 %. Les probiotiques aident à augmenter le nombre de bonnes bactéries, équilibrant ainsi la flore dans votre corps. On utilise des produits fermentés comme le yaourt pour augmenter le niveau de bactéries dans le corps. En Inde, les gens continuent à consommer, avant chaque repas, une boisson à base de yaourt appelée : lassi. Les Bulgares consomment également une quantité importante de lait et de kéfir et ils sont réputés pour leur longévité. Dans les cultures asiatiques, la fermentation des navets, du chou, des aubergines, des concombres, des courges, des oignons et des carottes est toujours courante.

En plus des probiotiques, le kéfir contient du tryptophane, un acide aminé qui a un effet relaxant sur le système central nerveux. Il contient également une quantité importante de calcium et de magnésium et il s'agit d'une source riche en vitamine B12, B1 et en vitamine K. Les aliments fermentés ou cultivés sont des aliments partiellement digérés par des enzymes, des champignons ou des bonnes bactéries. Cela rend les nutriments contenus dans les aliments plus bio-assimilables. Il est simple de préparer des aliments fermentés comme la choucroute. Vous pouvez broyer du chou et d'autres légumes et les mettre dans un récipient hermétique. Laissez-les fermenter à des températures élevées pendant plusieurs jours. Pendant la fermentation, les sucres vont être réduits en amidon et acides lactiques. Une fois la fermentation terminée, vous pouvez réduire le niveau de fermentation en plaçant les légumes dans un réfrigérateur. Avec le temps, les légumes deviennent confits. Les enzymes dans les aliments fermentés aident également à la digestion des aliments qui sont consommés en même temps.

Préparer votre kéfir vous-même

Le kéfir, dont le nom signifie littéralement « se sentir bien » en turc, est une tradition antique, un aliment riche en enzymes plein de micro-organismes « amis » qui aident à équilibrer votre écosystème interne afin de maintenir une santé optimale et un système immunitaire fort.

Ingrédients :

- 50 grammes de graines de kéfir ou une culture de ferment lactique
- 500 millilitres de lait frais

Préparation :

- Récupérer les graines de kéfir à partir de la culture de ferment lactique en utilisant un tamis ou une passoire.
- Secouer les graines de kéfir pour retirer l'excès de kéfir. Il n'est pas nécessaire de les rincer (vous pouvez éventuellement les rincer dans du lait frais)
- Placez les graines de kéfir dans un pot en verre ou dans une jarre remplie de lait frais. De manière générale, maintenez un rapport de graines de kéfir et de lait d'environ 1 pour 10.
- Mettez la préparation de côté pour qu'elle fermente à température ambiante pendant plus de 24 heures.

Note : Il est possible de fabriquer du kéfir sans lait à partir d'eau sucrée, de jus de fruit, de jus de coco, de lait de riz ou de lait de soja. Cependant, les graines de kéfir vont cesser de grandir dans ces liquides, il est donc recommandé de n'utiliser que les graines de kéfir superflues ou des ferments lactiques de kéfir en poudre pour faire ceci.

Deux recettes de légumes

La choucroute traditionnelle

Ingrédients :

- Un chou frais de taille moyenne, rouge ou vert
- De l'eau non-chlorée
- Une culture de ferment lactique pour légumes

Préparation :

- Déchiquetez le chou à la main ou à l'aide d'un robot ménager.
- Placer le chou déchiqueté dans un grand bol.
- Piler le chou.
- Mélangez 1 portion de la culture de ferment lactique avec l'eau filtrée.
- Placez le chou pilé et le jus dans un récipient en verre de taille moyenne. Pressez fortement le chou tout en versant de l'eau dans le récipient jusqu'à ce que le chou soit complètement immergé. La mixture devrait être à au moins 3 centimètres du haut du récipient.
- Couvrez le récipient et laissez-le reposer à température ambiante pendant 3 à 7 jours.
- Après la fermentation, conservez-le au réfrigérateur.

Une fois dans le réfrigérateur, la choucroute peut se conserver pendant 2 à 3 mois grâce à cette méthode de conservation. Vous pouvez ajouter des légumes comme des carottes, des choux-fleurs, du wakame, du piment et du gingembre pour varier un peu.

Le kimchi (choucroute coréenne)

Ingrédients :

- 1 tête de chou, évidée et déchiquetée
- Quelques oignons verts, émincés
- 1 tasse de carottes, râpées
- Une ½ tasse de radis chinois (Daikon), râpé (si vous le souhaitez)
- 1 cuillère à soupe de gingembre, fraîchement râpé
- 3 gousses d'ail, épluchées, écrasées et hachées
- ½ cuillère à soupe de flocons de chili séché
- 1 cuillère à soupe de sel de mer (Sel de la mer Celtique ou Himalayen)
- Un sachet de ferment lactique pour légumes

Préparation :

- Placez les légumes, le gingembre, les flocons de piment rouge, le sel de mer et l'eau avec le ferment lactique dans un bol et pilez-le avec un maillet en bois pour libérer le jus.
- Placez le tout dans un récipient à grande ouverture qui pourra être hermétiquement fermé.
- Pressez fermement avec le maillet jusqu'à ce que le jus remonte au dessus de la mixture. Le jus doit complètement couvrir les légumes, et le niveau du jus et de la mixture doivent être en dessous de 3 centimètres par rapport au bord du récipient pour laisser de la place à l'expansion de la préparation.
- Fermez le couvercle et conservez la mixture à température ambiante (entre 20 et 25°Celsius) pendant 3 jours (72 heures).
- Placez alors le tout dans le réfrigérateur ou dans un endroit froid.

Les omégas 3

Les acides omégas 3 sont un nutriment qui a été négligé dans les régimes alimentaires modernes. Ils ne sont pas seulement importants dans le cadre de la conception mais également pour le bon développement de la grossesse. Alors que les régimes traditionnels contenaient des acides gras afin que la proportion d'omégas 6 et d'omégas 3 soit de 1 : 1, les régimes modernes contiennent beaucoup trop d'omégas 6. Le ratio se situe entre 50 : 1 et 20 : 1. Ce qu'il faut donc faire, c'est augmenter la quantité d'omégas 3 et réduire les omégas 6. Certains acides gras qui sont riches en omégas 3 sont l'acide alpha linoléique (ALA), l'acide eicosapentaénoique (EPA) et l'acide docosahexaénoïque (DHA).

L'ALA peut être obtenu à partir de sources végétales, comme les graines de lin et les noix, mais l'EPA et la DHA peuvent être obtenues principalement à partir des organismes aquatiques. Vous pouvez également améliorer le ratio omégas 6 - omégas 3 en changeant le type de viande que vous consommez. Le bétail nourri avec de l'herbe a tendance à présenter un ratio omégas 6- omégas 3 de 0,16 : 1, ce qui est considéré comme idéal pour un régime sain. Ce ratio n'aide pas seulement à combattre les maladies dégénératives liées à la santé des os, il aide également à maintenir des fonctions cardiaques normales en réduisant l'inflammation et en participant au bon développement du système nerveux du fœtus.

Au risque de me répéter, mais pour résumer un peu, vous trouverez ci-dessous les points que vous devez garder en tête si vous souhaitez créer le meilleur régime alimentaire pour votre grossesse.

- Ne faites pas confiance à ce que les livres modernes sur la grossesse vous disent sans vous faire votre propre opinion. La plupart de ces livres sont basés sur des idées reçues répétées depuis des années. De plus, ils sont également influencés par ce que les fabricants de nombreux produits alimentaires essayent de nous faire croire.

- Revenez au régime primitif inculqué par nos ancêtres et un jour, vous serez reconnaissante d'être revenue à vos racines.

- Ne partez pas du principe que tous les types de graisses sont mauvais ou malsains. Assurez-vous de consommer des quantités adéquates de graisses saturées afin que les « activateurs » fassent un travail approprié.

- Les acides gras consommés dans les bonnes proportions sont extrêmement importants.

- Le meilleur moyen pour assurer un bon régime est de « revenir aux bases » et de manger de la viande qui provient d'animaux élevés de façon naturelle, comme les animaux nourris à l'herbe et du poisson sauvage et non d'élevage.

CHAPITRE 12

EXERCICES À EFFECTUER AU COURS DE LA GROSSESSE

Le corps d'une femme doit traverser beaucoup de changements lorsqu'elle donne naissance à un bébé. Bien que certaines femmes acceptent les changements qui surviennent lors de leur grossesse, de nombreuses femmes n'acceptent pas cette transformation ou vivent mal le temps nécessaire pour retrouver leur corps d'avant la grossesse. Les médias peuvent être responsables de cette image irréaliste qu'ils donnent en montrant des femmes enceintes qui reviennent à leur poids initial tout de suite après la naissance de leur bébé. Mais si vous êtes bien renseignée, vous savez peut-être déjà que ce n'est pas possible.

Il existe de nombreux avantages à faire des exercices pendant la grossesse et après l'accouchement. Physiquement, vous atteindrez une meilleure stabilité lombo-pelvienne, vous aurez une position appropriée et des muscles plus puissants. Vous devriez également être en mesure de prendre soin des zones dorsale, abdominale et pelvienne. Un aspect particulièrement important en raison de votre scoliose. L'exercice est également censé favoriser la stimulation du système immunitaire, un sommeil de meilleure qualité (et vous devez mettre la priorité sur la qualité car la quantité de sommeil diminuera lorsque vous rentrerez dans votre troisième trimestre, et elle diminuera encore plus après la naissance), une meilleure digestion et une guérison plus rapide.

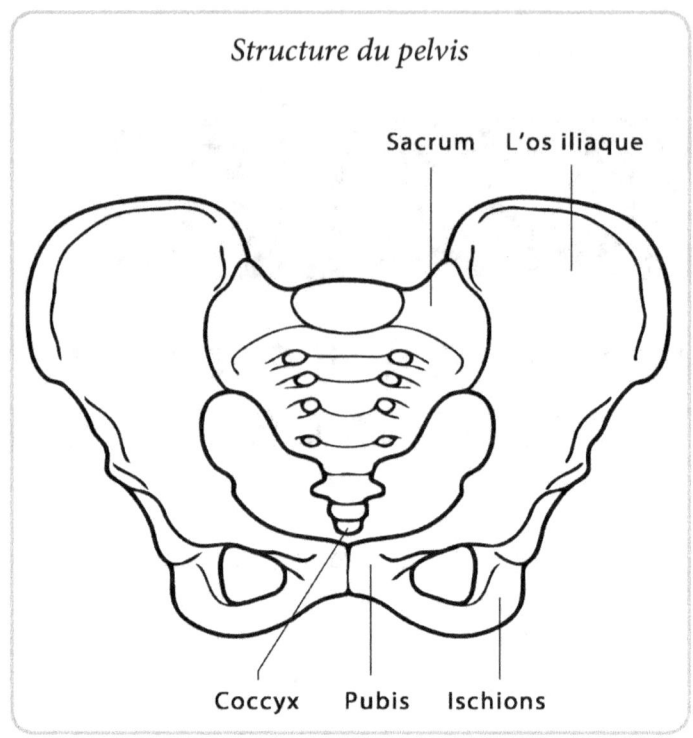

Structure du pelvis

Sacrum   L'os iliaque

Coccyx   Pubis   Ischions

Mais avant de vous lancer dans des exercices spécifiques à pratiquer pendant et après la grossesse, il est important de comprendre ce qui se passe vraiment au niveau de la structure du corps, en particulier au niveau de votre posture, de l'os des hanches (pelvis) et de la colonne.

Le pelvis contient cinq os – l'os iliaque ou la partie en forme d'aile du pelvis, l'ischion qui est la partie inférieure du pelvis qui mène jusqu'à la partie appelée « os de l'assise », le pubis ou le devant de la région pelvienne où les deux os se rejoignent, le sacrum ou l'os triangulaire, constitué de 5 vertèbres fusionnées et le coccyx constitué de 4 vertèbres fusionnées.

Le pelvis a deux articulations importantes :

- *Le pubis de symphysis (PS)* est situé devant le pelvis, là où les os pubiens se rejoignent. Il est séparé par un cartilage qui mesure généralement 4 mm de largeur. Cette articulation ne permet aucun mouvement, sauf pendant la grossesse.

- *Les articulations sacro-iliaques (ASI)* sont les articulations qui attachent la colonne vertébrale au pelvis. Puisqu'elles soutiennent le poids de la partie supérieure du corps et qu'elles soutiennent également l'impact de la partie inférieure du corps lors de la marche ou de la course, ces articulations sont considérées comme étant les articulations les plus puissantes du corps. Elles sont considérées comme des articulations synoviales car les fluides permettent un mouvement de glissement. Cependant, vers l'âge de 30 ans, ces articulations commencent à devenir des articulations cartilagineuses.

Comme ces articulations ne sont pas supposées trop bouger, il existe quelques mécanismes de fermeture afin de s'assurer que les articulations restent en place. Elles sont appelées fermeture de forme et fermeture de force. La fermeture de forme est associée à la structure des ligaments, des os et des articulations, et la fermeture de force est associée à l'activation ou au mouvement des muscles et du fascia. Le sacrum triangulaire situé entre les deux os des hanches produit la fermeture de force qui aide à la compression des articulations afin de créer de la mobilité.

Lorsque vous êtes enceinte, le degré de laxité dans les articulations augmente. Le détroit inférieur du pelvis commence à s'agrandir pour permettre l'accouchement. Les douleurs dans la région de la ceinture pelvienne sont un des problèmes principaux auxquels une femme enceinte sur cinq est confrontée. Ces termes font référence à toutes sortes de douleurs dans le bas du dos ou aux douleurs au niveau du pelvis. Puisqu'ils peuvent causer des problèmes significatifs pendant la grossesse ainsi que des handicaps, ces symptômes ne doivent pas être pris à la légère.

La relaxine est l'hormone qui rend les os pelviens plus mobiles qu'ils ne le sont généralement. C'est une hormone qui est produite chez les femmes enceintes et non enceintes. Chez les femmes qui ne sont pas enceintes ou chez celles qui sont dans leur premier trimestre de grossesse, la relaxine est produite par le lutéum de corpus (une masse jaune derrière l'ovaire qui apparaît après l'ovulation). Cependant, dès que vous entrez dans le second trimestre de grossesse, la production de relaxine est prise en charge par le placenta et le décidua. Le placenta arrête de produire de la relaxine après la naissance.

Comme la relaxine permet un mouvement plus ample au niveau de la région pelvienne et du bas du dos, il est nécessaire que les exercices effectués pendant la grossesse soient réalisés avec beaucoup d'attention. J'ai détaillé certains points à garder en tête en permanence. Ce sont les aspects qui doivent être mémorisés lorsque vous faites de l'exercice pendant la grossesse ou après l'accouchement, car on a tendance à ignorer les effets à long terme de la relaxine, en effet cette dernière peut continuer à agir dans la région pelvienne et dans le bas du dos.

- Tous les exercices doivent être réalisés dans les limites normales du mouvement.

- Il est également important de faire attention à la vitesse car de longs mouvements de levier effectués rapidement peuvent mener à un étirement excessif. Des activités comme le kick-boxing, le Tae-Bo, le karaté et autres exercices qui impliquent des mouvements rapides doivent être évités.

- Même lorsque vous effectuez des exercices de yoga qui n'impliquent pas de mouvements rapides ou saccadés (ou brusques), l'ampleur des mouvements doit être contrôlée. Un étirement excessif est susceptible de se produire si vous n'êtes pas attentive.

- Lorsque l'on effectue des exercices particuliers, l'alignement du corps doit être gardé à l'esprit. Bloquer les genoux ou les coudes dans n'importe quel exercice ou n'importe quelle posture n'est pas recommandé.

- Une posture droite et haute doit être maintenue pendant tous les exercices.

- La colonne vertébrale doit toujours être dans une position neutre.

- Lorsque l'on effectue des exercices de cardio répétitifs, comme le simulateur de cross ou le simulateur d'escaliers, il est important de garder un œil sur la durée.

- Vous devez éviter de faire du vélo pendant la grossesse et même après l'accouchement car cet exercice est inconfortable pour les articulations de la symphyse pubienne et pour les articulations sacro-illiaques.

- Evitez les étirements excessifs. Il est possible que vous ayez envie d'en faire au cours de la période post-partum, mais vous devez attendre 16 à 20 semaines après l'accouchement. Essayer d'aller au-delà de l'ampleur normale des articulations peut affecter leur stabilité, et trop les étirer peut parfois mener à une laxité permanente.

- Vous ne devez participer à aucune activité à fort impact pendant une durée d'un mois après l'accouchement. La pression supplémentaire exercée sur les articulations peut placer beaucoup de tension sur les genoux, sur les chevilles, sur le pelvis ainsi que sur la colonne vertébrale. Il faut absolument éviter de courir au cours du mois qui suit l'accouchement, surtout si vous souffrez d'une courbure sévère.

- Si vous avez continué un entraînement physique important pendant la grossesse, vous pouvez le continuer mais à seulement environ 70 pourcents de son intensité d'avant la grossesse. Certaines choses doivent être évitées : trop faire travailler une articulation instable ou trop relâchée, travailler sur une base qui n'est pas stable, commencer vos exercices avec des poids trop lourds.

Structure de la colonne

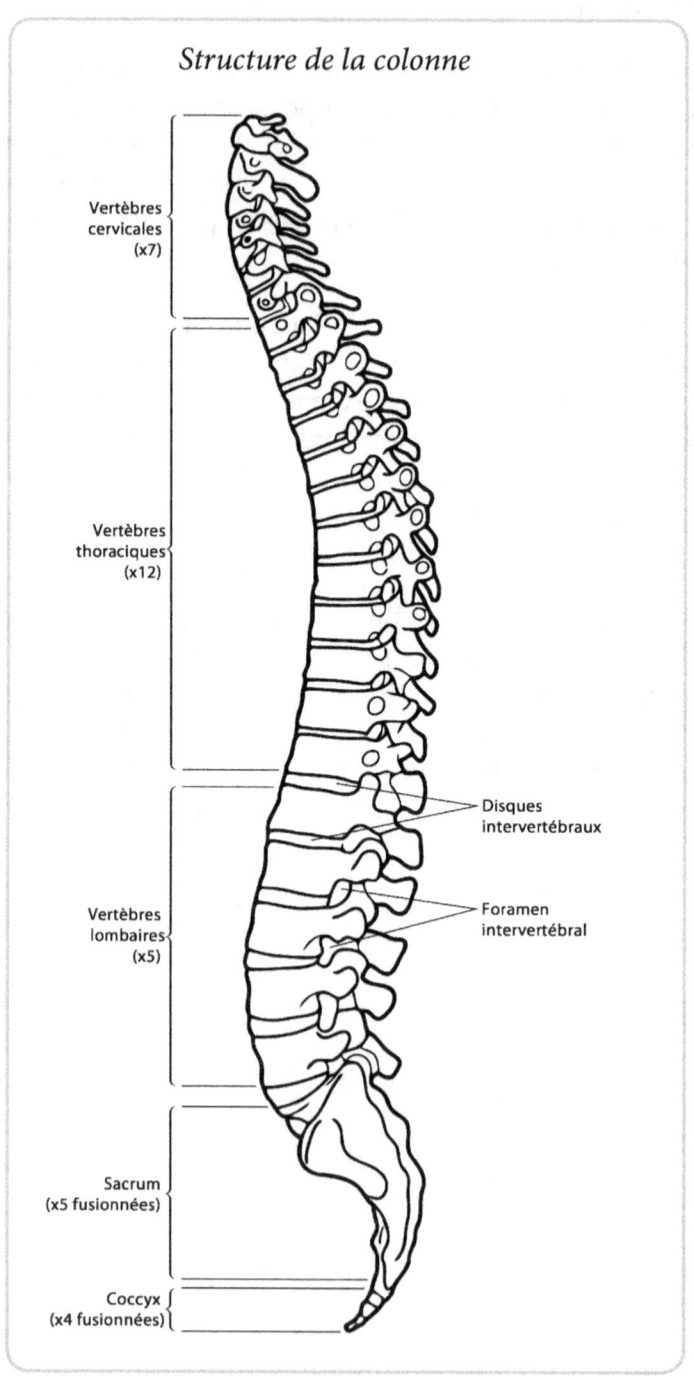

Vertèbres
cervicales
(x7)

Vertèbres
thoraciques
(x12)

Vertèbres
lombaires
(x5)

Sacrum
(x5 fusionnées)

Coccyx
(x4 fusionnées)

Disques
intervertébraux

Foramen
intervertébral

La pression exercée par la grossesse sur la colonne est trop importante. C'est pourquoi vous devez être particulièrement attentive afin de protéger votre colonne de tout dommage. La colonne est formée de 33 os, 24 séparés, 5 qui fusionnent pour former le sacrum et enfin 4 qui fusionnent pour créer le coccyx. Les petites sections de la colonne sont séparées par des disques intervertébraux qui sont faits de fibro-cartilage. Ce cartilage amortit les mouvements de la colonne qui sont réguliers et excessifs de nature. Il amortit et absorbe tous les chocs afin de protéger la moelle épinière.

Il est important de maintenir une posture de la colonne correcte en tout temps, et surtout pendant la grossesse. Il s'agit de la position neutre. Lorsque les parties cervicales et lombaires de la colonne sont courbées vers l'intérieur et que la partie thoracique est courbée vers l'extérieur, la pression sur la colonne est distribuée de façon égale entraînant un degré de tension inférieur. Dans cette position, la plupart du soutien est pris en charge par les os de la colonne et un soutien musculaire minimal est nécessaire.

Une position correcte de la colonne peut aider à une meilleure efficacité neuromusculaire, à une suppression de la douleur, à une prévention des blessures, à une meilleure circulation, à une meilleure flexibilité, à une respiration efficace et à un relâchement des tensions.

Il est normal que l'alignement de la colonne change lorsque vous êtes enceinte. Il existe un degré supérieur de flexibilité et d'élasticité dans les ligaments de la colonne, et l'abdomen élargi crée une attraction vers l'avant qui mène à une inclinaison pelvienne antérieure. Ces changements du corps rendent difficile le maintien de la position neutre de la colonne. Le poids supplémentaire dû au grossissement de la poitrine rend difficile de maintenir une posture correcte.

Changements de posture pendant la grossesse

L'attraction vers l'avant de l'abdomen peut déplacer le pelvis vers l'avant. Pour compenser cette inclinaison en avant et maintenir l'équilibre, le haut du corps se penche vers l'arrière, créant ainsi une lordose lombaire supérieure. Alternativement, la perte du tonus au niveau du rectus abdominis réduit la capacité de maintenir un alignement pelvien correct, d'où une inclinaison antérieure.

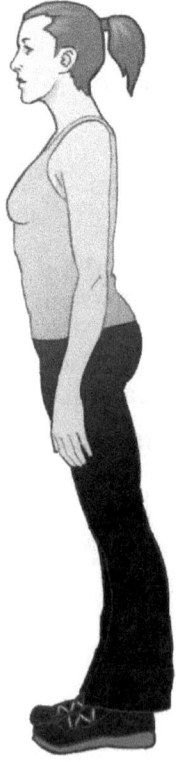

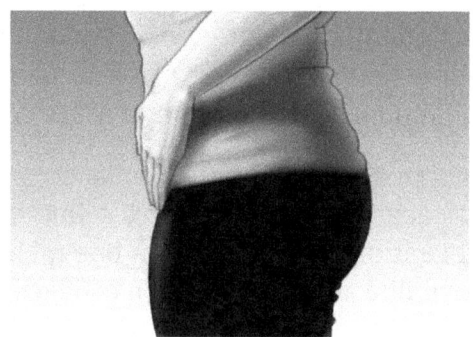

Posture neutre

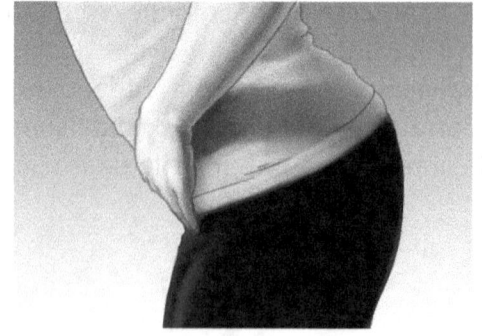

Posture correcte

Inclinaison antérieure du pelvis

Les changements musculo-squelettiques lors de la grossesse

Aucune posture normale spécifique n'a été définie pour les femmes enceintes. Ce qui arrive lorsque vous êtes enceinte c'est que certains déséquilibres de la posture sont exagérés. Parfois l'attraction ressentie à cause de l'abdomen élargi peut amener le pelvis à aller vers l'avant. Cela peut être compensé en bougeant le haut du corps vers l'arrière ; ce qui crée une lordose lombaire.

Il y a également une perte de tonus dans le rectus abdominus. La possibilité de maintenir une posture pelvienne correcte est donc réduite, ce qui entraîne une inclinaison antérieure. Si le bébé est d'un côté, il existe des risques de flexion latérale. Au cours du troisième trimestre, la cage thoracique inférieure et l'utérus montent vers l'abdomen supérieur. Cela réduit la mobilité thoracique.

Tous ces changements ont un impact sur le type d'exercices que vous devez effectuer pendant la grossesse.

Les muscles abdominaux et les changements pendant la grossesse

La colonne et les os pelviens ne sont pas les seules parties qui sont affectées pendant la grossesse. Le corps tout entier subit des changements significatifs qui incluent des changements significatifs au niveau des os, des muscles et des différents systèmes du corps.

Les muscles abdominaux aident à soutenir différentes parties de la colonne, y compris les régions pelvienne et lombaire. Ils supportent également les organes dans ces régions. Les muscles abdominaux permettent également de fléchir et de courber le tronc et de maintenir un alignement pelvien correct. Ils contribuent aux mouvements d'expulsion - pour vomir ou aller à la selle, sans oublier leur rôle pour expulser le bébé pendant l'accouchement.

Au cours de la grossesse, les muscles abdominaux subissent beaucoup d'étirements afin d'accueillir le bébé qui grandit. La relaxine joue un rôle dans ces étirements. Il y a également une séparation des muscles droits, un phénomène normal qui a lieu au cours du troisième trimestre chez environ 66 pourcents des femmes.

Certaines femmes croient que les dégâts sur les muscles abdominaux pendant une césarienne sont excessifs et quasiment impossibles à réparer. Cela n'est pas vrai car les muscles ne sont pas coupés au cours de la procédure.

La guérison des muscles abdominaux commence quelques jours après l'accouchement. La séparation importante entre les muscles commence également à se réduire. Au bout de la huitième semaine, la réduction de l'écart est à son maximum, et c'est à ce moment-là qu'un palier est atteint dans la plupart des cas. Après ce stade, des exercices sont nécessaires pour réduire davantage l'écart. Des exercices qui renforcent les muscles abdominaux peuvent être entrepris juste après l'accouchement. En réalité, les femmes devraient réaliser ces exercices dans les 24 heures suivant l'accouchement. L'inclinaison du pelvis et les exercices de niveau 1 Transversus Abdominis sont enseignés dans la plupart des hôpitaux avant de laisser la mère quitter l'hôpital.

Structure du plancher pelvien

Le plancher pelvien est constitué de muscles et de fascia. Il est constitué de plusieurs couches – la couche la plus profonde du fascia, le muscle releveur, la membrane périnéale qui connecte l'urètre et le vagin à la paroi pelvienne et les muscles superficiels du périnée qui sont disposés en forme de huit.

Les muscles du plancher pelvien soutiennent les organes pelviens et contribuent à la continence urinaire et fécale. Ils aident à contrôler l'envie soudaine d'uriner et aident à tourner le bébé dans la bonne position pour un accouchement confortable. Pendant la grossesse, les muscles du plancher pelvien changent en raison du poids qui augmente et qu'ils ont besoin de soutenir.

Le premier accouchement peut causer une quantité importante de dommages au niveau nerveux et musculaire. Les muscles du plancher pelvien ont besoin d'être étirés complètement afin de permettre au bébé de descendre. Le périnée souffre souvent d'un traumatisme en raison du déchirement ou de l'épisiotomie.

La grossesse et la structure de la poitrine

Nous savons tous que la poitrine se transforme au cours de la grossesse. C'est un changement que vous observerez d'abord au cours du premier trimestre. La croissance des tissus mammaires est stimulée par des niveaux plus importants d'œstrogène, de progestérone et de relaxine.

Les seins commencent à grossir et à se remplir de lait. Lorsque le bébé commence à téter, l'engorgement diminue mais cela entraîne également la production de prolactine. Lorsque les niveaux de prolactine augmentent, les niveaux d'œstrogène diminuent ; d'où l'absence de cycle menstruel. Cela cause la suppression des fonctions ovariennes, entraînant ainsi des symptômes de ménopause, comme des bouffées de chaleur, des sueurs nocturnes, et une réduction des secrétions vaginales.

Donner le sein a de fortes conséquences sur la teneur en minéraux des os du corps. Le corps perd environ 5 pourcents de ses minéraux osseux au cours des 3 premiers mois. En effet, les œstrogènes maintiennent l'équilibre entre la formation et la résorption des os, aidant à l'absorption du calcium et à la réduction du calcium par les reins. Dans le cas d'une absence de production d'œstrogènes, ces fonctions sont compromises menant ainsi à un affaiblissement osseux au cours de cette période.

C'est pourquoi il est essentiel que les femmes qui allaitent continuent de consommer du calcium de toutes les manières possibles. La perte de densité osseuse continue pendant environ 6 mois. Dans le même temps, il a été observé que la densité osseuse se rétablit environ 6 mois après que vous ayez arrêté d'allaiter votre bébé.

La posture particulière que l'on adopte pendant l'allaitement peut également impacter la tension subie par la colonne vertébrale. Cela peut causer des problèmes chroniques au niveau du cou et des épaules. De nombreuses femmes considèrent que faire de l'exercice pendant l'allaitement n'est pas une bonne idée. Au contraire, porter des poids et l'entraînement musculaire peuvent augmenter la masse musculaire pour que de nombreuses autres structures puissent être supportées. L'aérobic et des exercices de résistance peuvent également ralentir la perte de densité osseuse.

L'allaitement est une activité qui brûle plus de 500 calories par jour en moyenne. La manière dont la graisse est utilisée favorise également une perte de poids. Cependant, un régime drastique ou des exercices intenses peuvent entraîner une détérioration de la qualité du lait.

Vous devez garder certaines choses à l'esprit à propos du fait de faire de l'exercice lorsque vous allaitez.

• Assurez-vous que vous avez tiré votre lait ou nourri le bébé avant de faire des exercices. Cela réduira non seulement la charge au niveau de votre poitrine, mais cela empêchera également les fuites. Des seins gonflés et remplis peuvent être inconfortables.

• Assurez-vous que le soutien gorge que vous portez a un maintien correct. Cela empêchera la surtension au niveau de vos seins. Ne continuez pas à utiliser le soutien-gorge d'allaitement que vous utilisez d'habitude. Prenez plutôt un soutien gorge de sports pour réduire les rebonds et pour absorber davantage les chocs.

• Réduisez l'ampleur des mouvements nécessaires pour les exercices des bras. Ne prenez pas de risque en ce qui concerne la position du corps et l'alignement des articulations pour essayer de soulever des poids plus lourds. Par ailleurs, assurez-vous de commencer avec des poids légers.

• Roulez une serviette sous la poitrine lorsque vous effectuez des exercices qui nécessitent d'être en position allongée.

Exercices pendant la grossesse

Faire de l'exercice pendant la grossesse est essentiel pour toutes les femmes. Si vous ne faites pas d'exercice, vous risquez d'être de moins en moins en forme au fil des mois. Plus vous prendrez du poids, plus entreprendre des exercices deviendra difficile. Il est donc bon de commencer les exercices dès le début.

Les exercices peuvent vous aider à combattre le manque d'exercice physique en général que vous ressentirez au fil des mois. Ils vous aideront à vous sentir plus énergique, à mieux dormir et à mieux gérer vos sautes d'humeur. Ils vous aideront à renforcer vos muscles et à mieux maîtriser les déséquilibres causés par un ventre qui grossit, à réduire les douleurs dorsales et à retrouver vos formes d'avant la grossesse plus rapidement.

Peu importe comment vous vous sentez, vous devez rendre visite à votre praticien et lui parler des exercices que vous avez l'intention de suivre.

Les femmes enceintes atteintes de scoliose nécessitent davantage d'effectuer des exercices car elles bénéficieront vraiment du soutien de la colonne que leur procurera les exercices. Le poids qui augmente exerce davantage de pression sur la colonne et les exercices permettent de réduire ce stress exercé sur la colonne. De plus, la laxité des ligaments que les changements hormonaux entraînent peut ajouter de la douleur et des maux de dos.

Les femmes enceintes peuvent faire de l'aérobic, de la gymnastique suédoise et des exercices aquatiques. L'aérobic consiste en des mouvements répétitifs rythmiques qui sont assez éprouvants pour nécessiter des taux importants d'oxygène. Parmi les exercices d'aérobic, on compte le jogging, le vélo et la natation. La gymnastique suédoise comprend des mouvements de gymnastiques légers qui donnent du tonus aux muscles. Ils peuvent aider à obtenir du soutien supplémentaire et améliorer la posture. Certains de ces exercices ont été développés en particulier pour les femmes enceintes et ils peuvent aider à apporter du soulagement au niveau des maux de dos. Assurez-vous de ne pas pratiquer des exercices de gymnastique suédoise qui ont été développés pour le grand public. Vous avez sûrement entendu parler des exercices aquatiques pour femmes enceintes et il existe de nombreux cours que vous pouvez suivre sans qu'ils soient spécifiques aux femmes enceintes. Ils sont moins stressants pour les articulations grâce à l'effet de l'eau. Vous pouvez également suivre des exercices de yoga qui sont faits pour les femmes enceintes. Ils peuvent être particulièrement bons pour travailler l'endurance et améliorer la posture.

Il est important de choisir les bons exercices pendant la grossesse. Certains exercices que vous pouvez effectuer si vous ne suivez pas une routine d'exercices incluent les exercices suivants :

- marcher à un bon rythme.

- nager dans des eaux peu profondes, ni trop chaudes, ni trop froides.

- effectuer des exercices aquatiques.

- faire du vélo d'appartement ou utiliser un simulateur d'escalier à une vitesse et avec une tension confortables.

- utiliser un rameur

- faire du yoga développé spécialement pour les femmes enceintes

- donner du tonus au pelvis ou effectuer des exercices Kegel.

Les femmes enceintes déjà en forme peuvent également suivre les exercices suivants.

- faire du ski de fond

- faire 3 km de jogging par jour

- faire du tennis en double (pas toute seule car cela peut être trop éreintant).

- faire de la randonnée sur un terrain plat

- danser

Voici quelques conseils que vous pouvez suivre pour commencer vos échauffements :

S'échauffer est une partie essentielle de l'activité physique et vous ne devez pas omettre cette partie lorsque vous êtes enceinte. Commencez par 10 minutes d'échauffements suivies de 5 minutes d'exercices intenses et de 5 minutes d'exercices en diminuant l'intensité. Vous pouvez augmenter la durée de la partie intense après quelques jours, lorsque vous vous sentez plus à l'aise.

- Etirez-vous pour soulager les muscles. Faite attention à ne pas aller au-delà de vos possibilités ou de ne pas effectuer de rebonds, car cela n'est pas conseillé pour les ligaments relâchés et les muscles.

- Surveillez toujours le temps et assurez-vous de ne pas trop en faire juste pour être mince. Assurez-vous d'effectuer des exercices avec modération.

- Suivez un programme lorsque vous vous entraînez. Etre incohérente par rapport à votre programme d'exercices peut mener à une rigidité musculaire qui vous mènera, elle, au même état que celui dans lequel vous étiez avant de faire des exercices. Si vous ressentez cela, s'échauffer lorsque vous ne pouvez pas suivre un régime d'exercices complet est une bonne idée.

- Assurez-vous de consommer des quantités suffisantes de liquide avant, pendant et après l'entraînement.

- Ne faites jamais d'exercice avec un estomac vide. Le manque de nourriture peut vous affaiblir lorsque vous êtes enceinte, et cela peut être extrêmement dangereux lorsque vous effectuez des exercices.

- Portez des vêtements confortables. Ils doivent vous permettre de vous étirer et vos sous vêtements doivent être en coton ou dans une matière permettant à la peau de respirer.

- Effectuer vos exercices sur une surface en bois ou sur un tapis peut aider à réduire l'impact sur les articulations. Si vous vous entraînez dehors, il est préférable de courir sur des pistes d'athlétisme ou sur l'herbe.

Il est également recommandé de ne pas effectuer trop d'exercices qui nécessitent que vous soyez sur le dos après le quatrième mois.

Enfin, il est très important de s'assurer de prendre plaisir à s'entraîner et de garder votre bonne humeur.

Vous trouverez ci-dessous quelques exercices à effectuer lorsque vous êtes enceinte.

Etirement de l'épaule par-dessus la tête

1. Tenez vous debout, les pieds joints.

2. Inspirez lorsque vous levez votre main droite au dessus de la tête, expirez et penchez-vous sur votre gauche, la main gauche posée sur la hanche.

3. Tenez la position en inspirant et en expirant cinq fois.

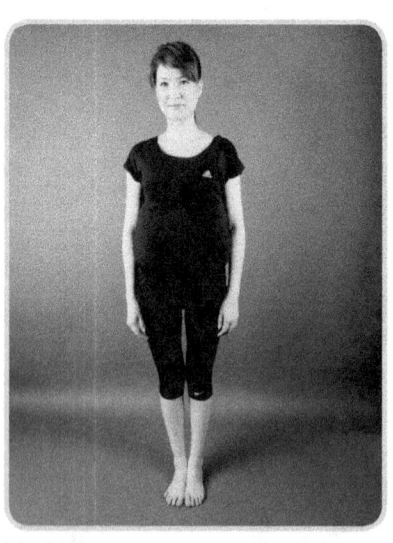
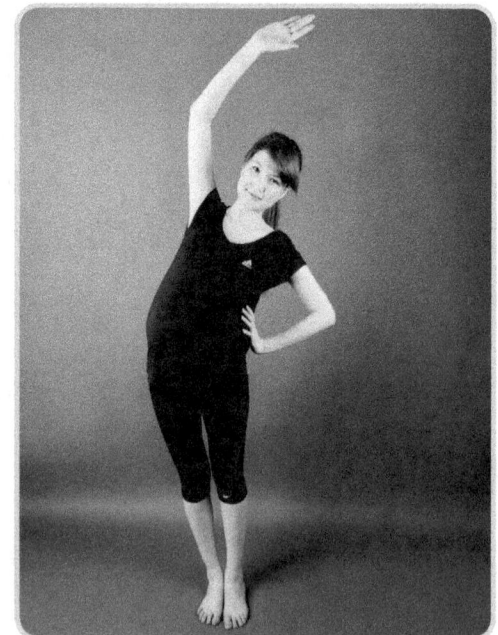

Rétraction des épaules

1. Tenez-vous droite sur votre chaise pour vous assurer d'avoir le dos bien droit. Ne vous penchez pas sur le dos de la chaise.

2. Pliez vos coudes et maintenez-les parallèles au sol.

3. Tirez vers l'arrière avec vos épaules et retournez à la position initiale.

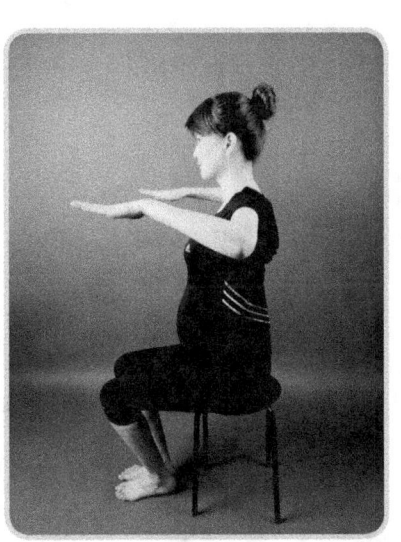
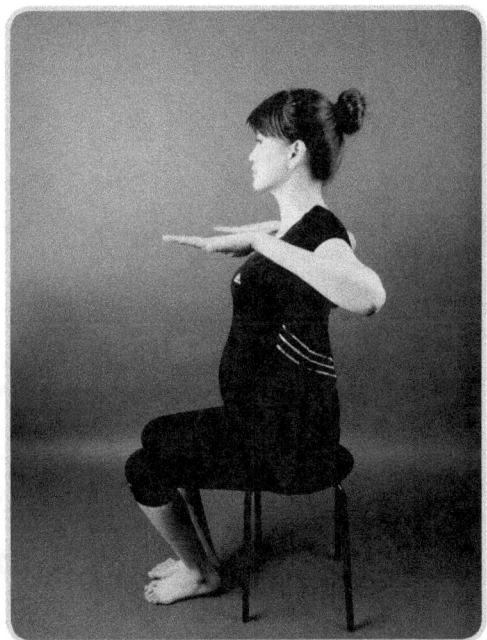

Pompes contre le mur

1. Tenez-vous droite, l'écartement des jambes ne doit pas dépasser la largeur des hanches.

2. Placez vos mains sur le mur.

3. Penchez la partie supérieure du corps et essayez de pousser contre le mur. Assurez-vous de ne pas plier vos jambes ou de les bouger de leur position initiale.

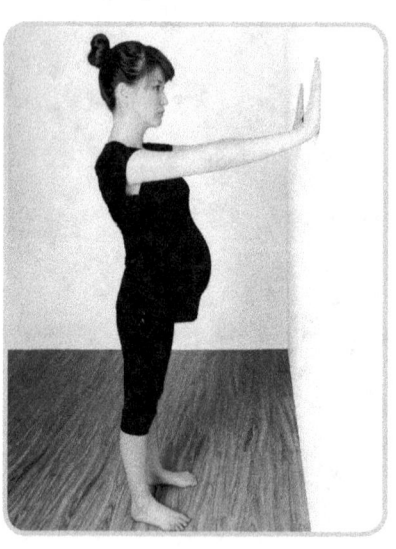
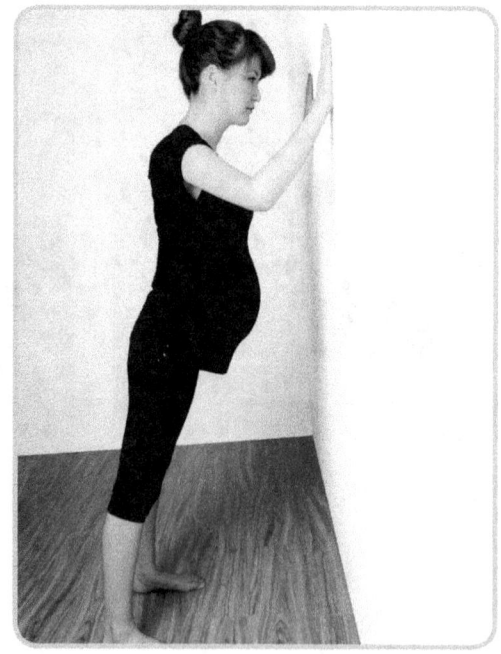

La position accroupie

1. Tenez-vous debout les pieds écartés de 60 à 90 centimètres, les orteils à 45 degrés ou plus.

2. Pliez tranquillement les genoux, en maintenant la colonne bien droite puis glissez les mains le long de vos cuisses en vous asseyant en position accroupie.

3. Le but est que vos mains atteignent le sol en maintenant votre tête au dessus de votre cœur.

4. Tenez pendant 5 respirations.

5. Modifications pour débutants : Si vous ne pouvez pas obtenir cette profondeur dans la position accroupie, faites l'exercice face à un mur et glissez vos mains le long du mur jusqu'à ce que vous soyez à l'aise.

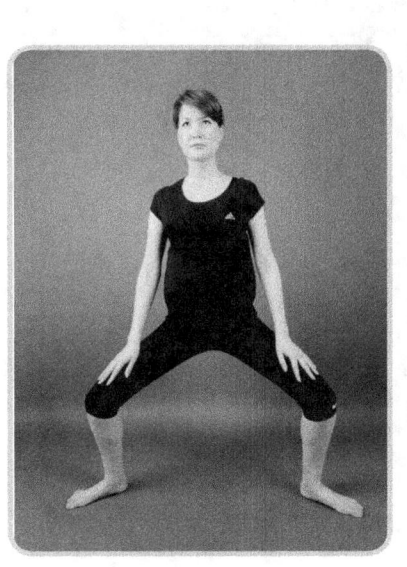
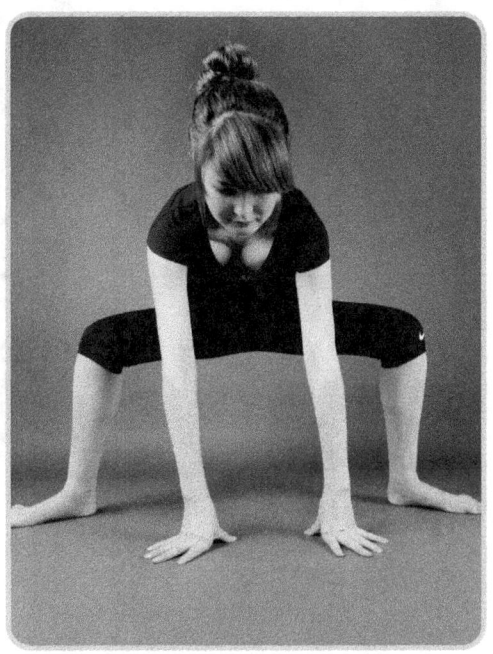

La position d'accouchement assise

1. Asseyez-vous sur le sol (si possible) ou sur un oreiller.

2. Etendez vos jambes pour qu'elles forment un large V (juste en dehors de vos hanches).

3. Ramenez simultanément vos genoux vers vous.

4. Placez vos mains sur les genoux.

5. Ramenez tranquillement vos genoux vers votre poitrine, avec vos pieds qui se décollent légèrement du sol.

6. Maintenez la colonne alignée et conservez votre équilibre.

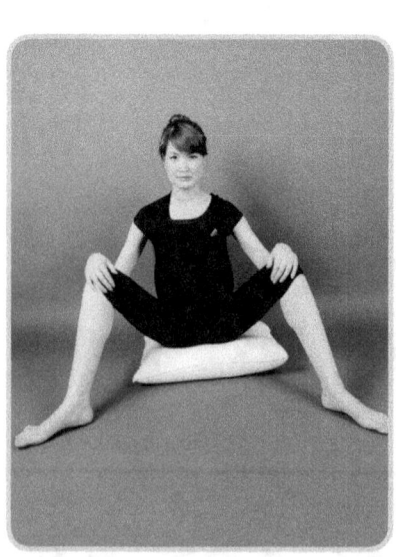
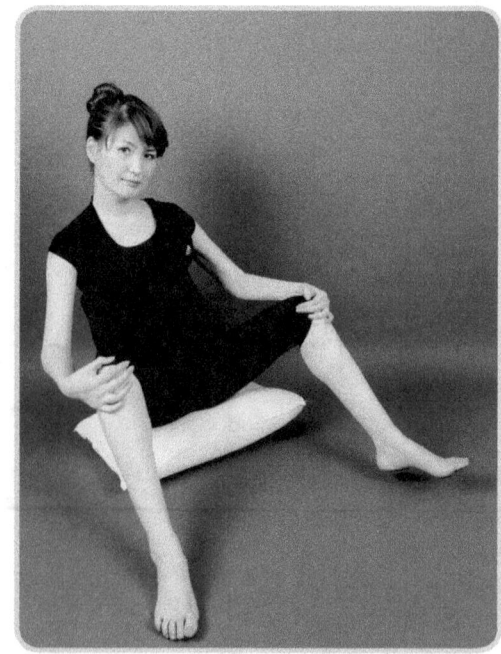

Flexion de la colonne à l'aide d'une chaise

1. Asseyez-vous sur une chaise ou un canapé, les jambes écartées en un large V, vos bras sur les côtés.

2. Pointez les orteils vers l'extérieur.

3. Baissez tranquillement vos bras et vos épaules entre vos jambes.

4. Laissez reposer les mains sur le sol entre vos pieds.

5. Revenez lentement à la position de départ.

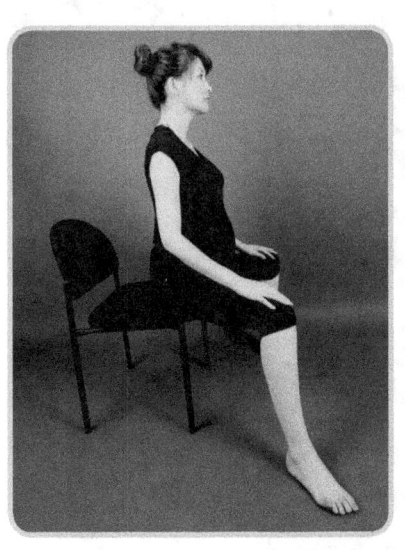
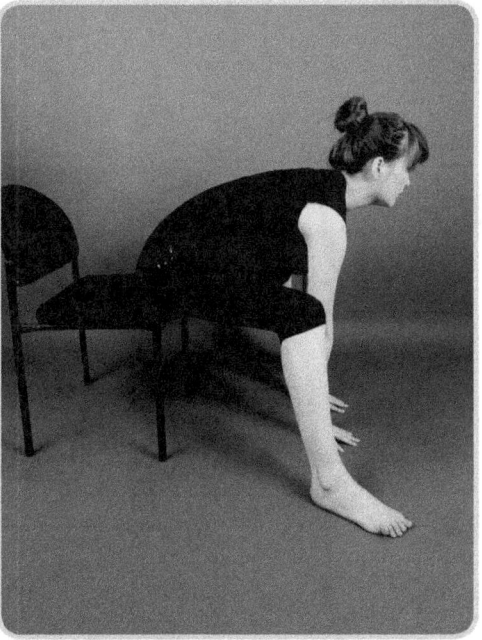

Extension de la colonne à l'aide d'une chaise

1. Agenouillez-vous en face d'une chaise, les genoux écartés en un large V.

2. Levez les mains au dessus de votre tête alors que vous vous inclinez au niveau de la taille.

3. Reposez vos mains sur les bords de la chaise.

4. Maintenez la tête et la colonne vertébrale alignées.

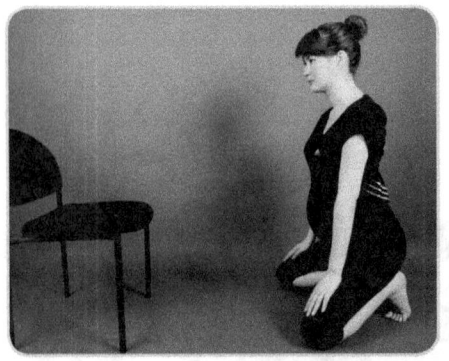 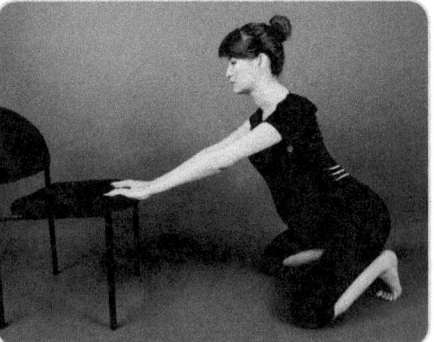

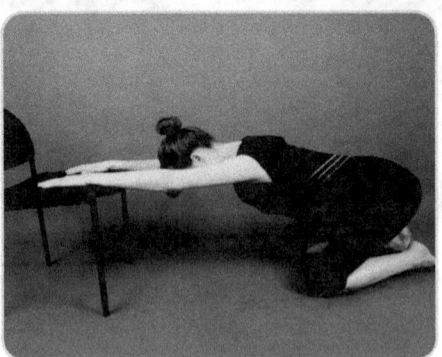

Inclinaison Iso-pelvienne

1. Allongez-vous sur le dos, les bras repliés sur votre poitrine.

2. Placez un oreiller sous vos genoux et croisez vos jambes.

3. Levez votre taille et maintenez-la pendant quelques secondes avant de revenir à la position initiale.

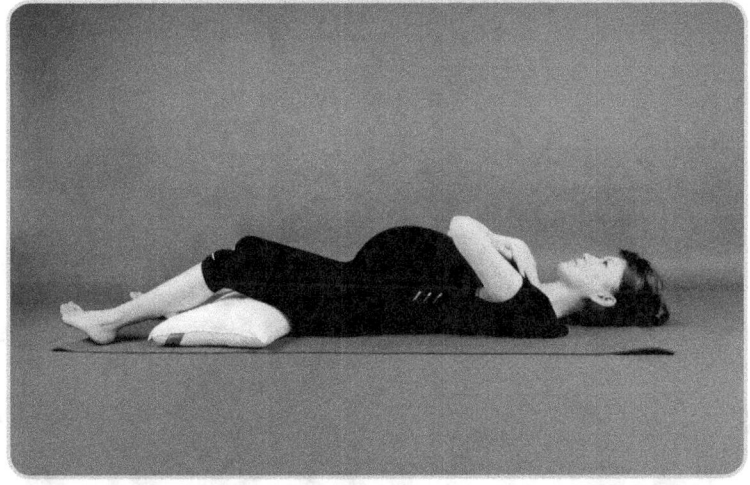

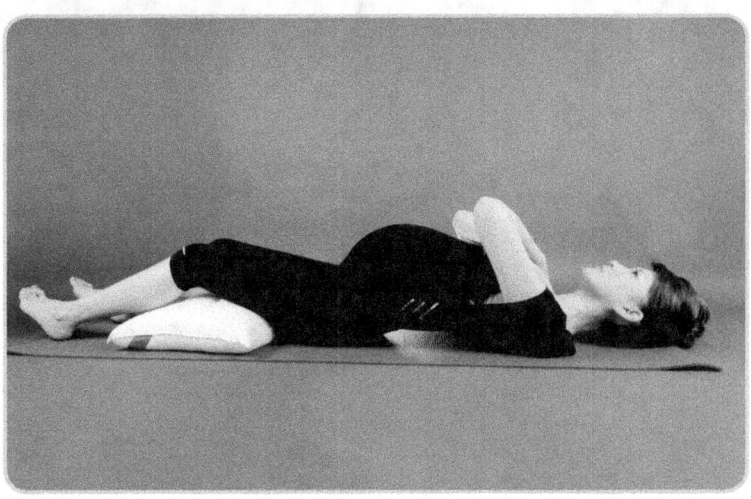

Etirement de hanches

1. Asseyez-vous sur votre tapis d'exercices et joignez les plantes de vos pieds.

2. Placez vos deux mains sous les genoux et ramenez les genoux ensemble.

3. Tenez la position quelques secondes et retournez ensuite à la position de départ.

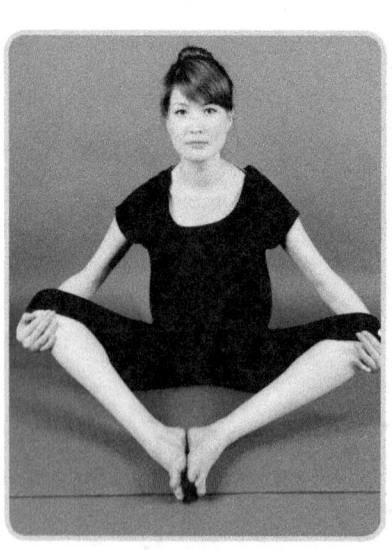
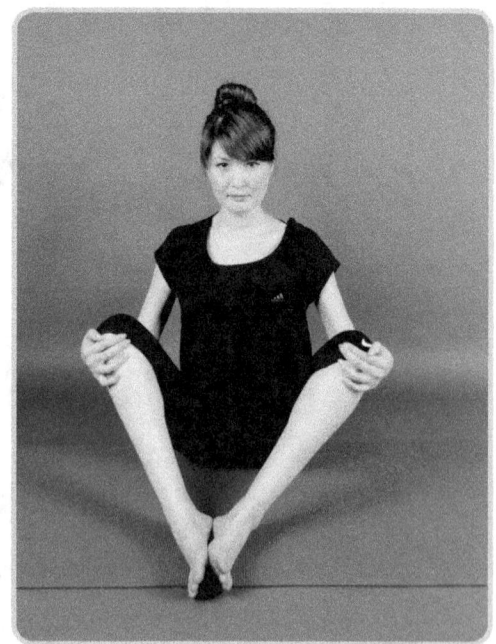

Flexion des hanches

1. Allongez-vous au sol un genou plié et l'autre tendu.

2. Levez la jambe tendue aussi haut que possible tout en restant dans une position confortable et ramenez-la au sol.

3. Répétez l'exercice une vingtaine de fois puis passez à l'autre jambe.

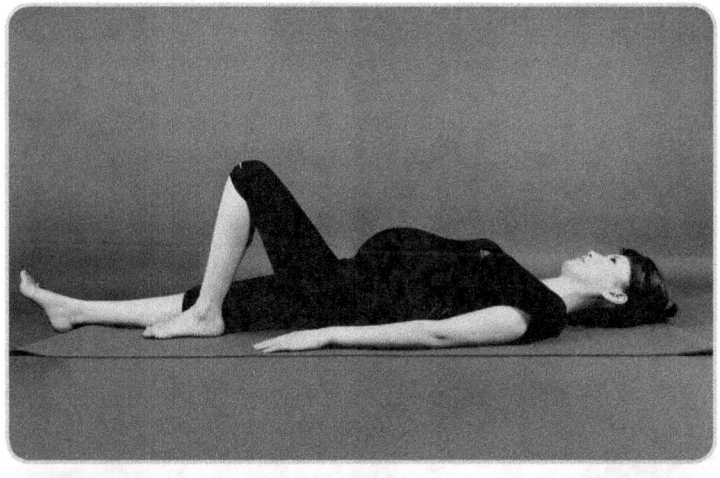

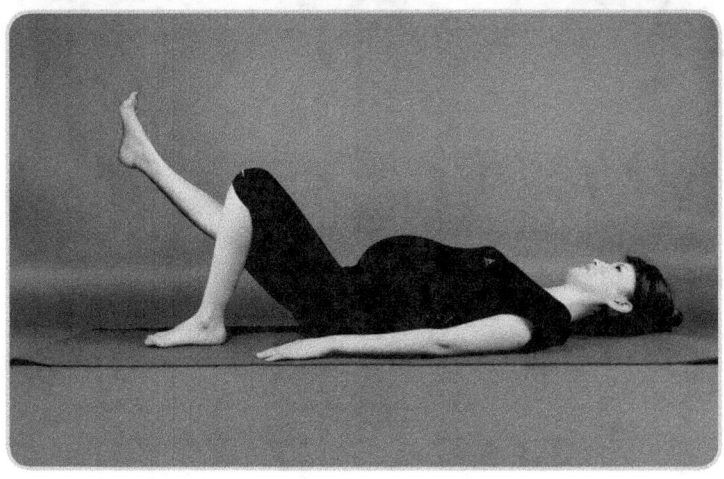

Glissement de jambe

1. Allongez-vous sur le dos avec les mains sur les côtés.

2. Pliez une jambe et ramenez-la au plus près de la hanche tant que cela reste confortable.

3. Revenez à la position de départ.

4. Reprenez une vingtaine de fois et répétez le même mouvement avec l'autre jambe.

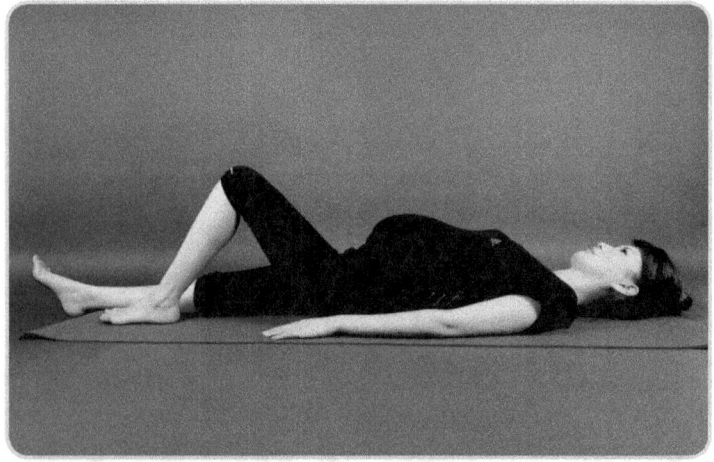

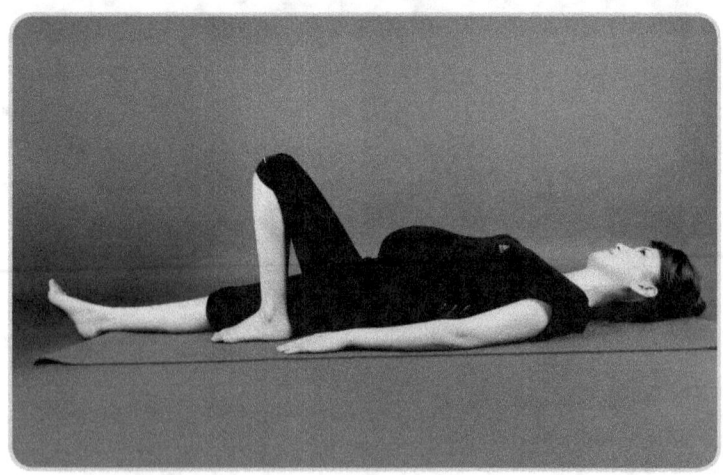

Extension lombaire de la jambe

1. Cet exercice débute sur les genoux, les mains au sol écartées à largeur des épaules.

2. Levez une jambe pour qu'elle soit complètement parallèle au corps et ramenez-la en position initiale.

3. Continuez une vingtaine de fois puis faites la même chose avec l'autre jambe.

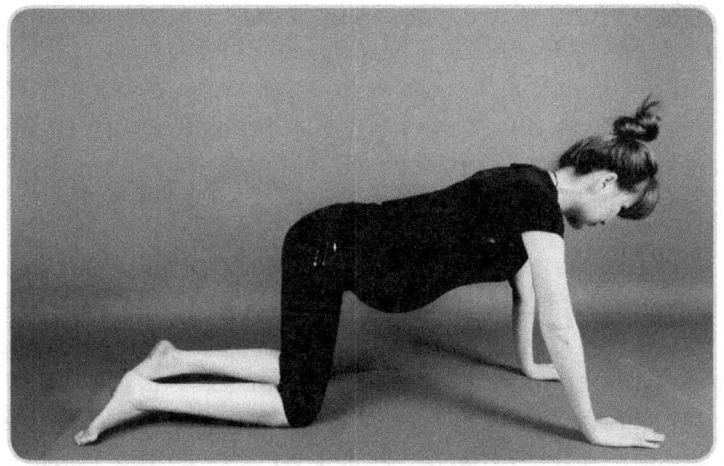

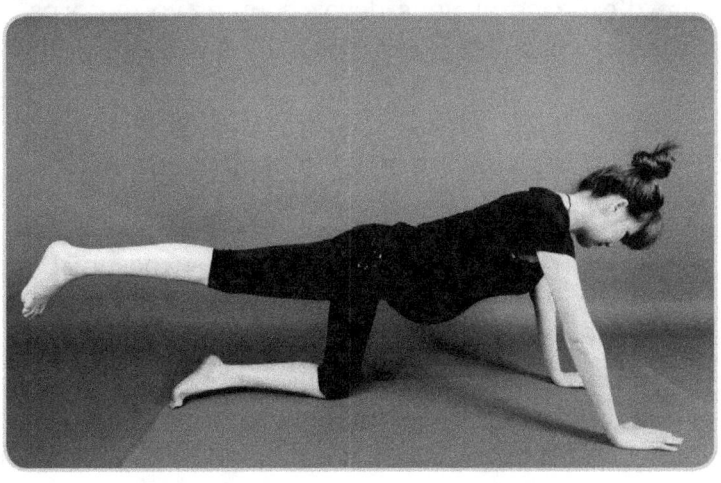

Le Collège Américain des Obstétriciens et des Gynécologues a énoncé quelques lignes directrices sur le moment où l'on doit arrêter les exercices. S'il existe le moindre facteur de risque qui pourrait conduire à un travail avant terme, à des saignements vaginaux, à une rupture prématurée des membranes, à une béance du col de l'utérus, à une grossesse multiple ou à un retard de croissance intra utérine, vous devez cesser toute activité physique. Si vous souffrez d'hypertension, de diabète gestationnel, si vous avez des antécédents de travail prématuré, de problèmes respiratoires ou cardiaques, de placenta prævia ou de pré éclampsie, vous devez consulter votre médecin avant de commencer les exercices.

Les lignes directrices liées à la pratique d'exercices peuvent également être mémorisées à l'aide de l'acronyme FITT. Il fait référence à la Fréquence, l'Intensité, le Temps, et le Type. Les exercices doivent être effectués 3 à 5 fois par semaine. Leur intensité doit être modérée. Leur durée ne doit pas dépasser 40 minutes par session et le type d'exercice doit être à faible impact, et de type aérobic.

Les trois premiers mois sont essentiels au cours d'une grossesse. Si vous effectuiez des activités physiques avant votre grossesse, vous pouvez continuer les exercices tant que vous respectez les lignes de conduite FITT. Cependant, si vous ne faisiez pas d'exercice avant d'être enceinte, vous devez éviter d'en faire pendant un moment. Peu importe la situation, la nausée et les vomissements vous diront de ne pas faire d'exercice et vous devez écouter votre corps. Dans ce cas, vous pouvez vous allonger simplement sur le dos pour renforcer vos muscles abdominaux car ils vont s'affaiblir au fil de la grossesse. Les femmes qui ont des muscles abdominaux forts reviennent à leur silhouette d'avant la grossesse plus rapidement que celles qui ont des muscles faibles.

A partir du second trimestre, vous devriez être en mesure d'augmenter l'intensité des exercices de 10 à 15 pourcents. Mais continuez à écouter votre corps. Comme les ligaments deviennent plus élastiques du fait de l'action des hormones, vos articulations vont être plus élastiques que jamais. Evitez tout exercice qui implique des mouvements saccadés ou des rebonds. Le ventre qui va maintenant commencer à apparaître vous fera perdre l'équilibre et votre centre de gravité va changer. La pression va être modifiée au niveau des articulations et des ligaments et donc passer d'une pression régulière à une nouvelle pression du fait du poids à porter. Evitez les exercices avancés comme les pompes, les élévations doubles des jambes, les abdominaux, les sauts, les sauts à cloche-pied, le saut à la corde ou toute sorte de mouvements de danse rapides.

Rappelez-vous que les dépenses en énergie d'une femme enceinte sont supérieures d'environ 300 calories à celles d'une femme qui n'est pas enceinte. Si vous faites également de l'exercice, vous devez manger en fonction pour palier la perte de calories. Certains experts craignent le risque d'hyperthermie chez les femmes qui font de l'exercice. C'est une chose qui pourrait éventuellement blesser le fœtus. Cependant, il a été observé que l'augmentation de la température chez les femmes enceintes n'est pas aussi importante que celle observée chez celles qui ne sont pas enceintes. Cela est probablement lié au fait que les femmes enceintes n'effectuent que des exercices modérés. Les femmes enceintes qui font de l'exercice doivent également consommer de grandes quantités de liquide. Il est recommandé de boire 50 cl d'eau avant l'exercice, puis un gobelet d'eau toutes les 20 minutes.

Il faut également noter que lorsque le fœtus grandit, les risques de développer une lordose lombaire augmentent. Cela signifie que le centre de gravité se dirige vers le pelvis, causant ainsi une augmentation de la flexion cervicale de la colonne vertébrale. Certains exercices comme le ski et le tennis doivent être abandonnés au troisième trimestre car la rétention d'eau joue sur la mobilité des poignets, des chevilles et peut éventuellement mener au syndrome du tunnel carpien.

CHAPITRE 13

LE TRAVAIL ET L'ACCOUCHEMENT

Le travail et l'accouchement ne seront sûrement pas une promenade de santé sans effort de votre part. Si vous avez décidé d'accoucher par césarienne ou si on vous a conseillé d'en pratiquer une, vous disposerez alors d'un rendez-vous pour votre arrivée à l'hôpital vers la fin de la grossesse et vous suivrez les étapes précises de la préparation à la césarienne. D'un autre côté, si vous avez commencé à ressentir des signes normaux du travail, vous devrez connaître certains aspects particuliers liés à ce dernier afin de vous assurer d'être à l'aise pendant le processus.

Douleurs dorsales

Pour certaines, les douleurs dorsales peuvent être particulièrement difficiles à gérer lorsque le travail commence. Ce problème peut apparaître lorsque le fœtus est dans une position postérieure et que l'arrière de sa tête pousse contre le sacrum ou contre la partie arrière du pelvis. Cela peut se produire chez les femmes atteintes de scoliose, car la courbure de la colonne peut causer la formation d'un angle qui entraîne une pression supérieure sur la colonne. Les experts conseillent de bien discuter de la gestion et de la planification du travail avec le médecin traitant, la sage-femme, l'obstétricien et l'anesthésiste.

Une épidurale pour soulager la douleur : est-ce une bonne option ?

Il est important de noter que même si la péridurale est une option, l'insertion de l'aiguille peut être problématique pour les femmes qui souffrent d'une scoliose sévère ou qui ont subi une chirurgie correctrice à l'aide d'implants métalliques et de fusion. Cela vient du fait que, chez ces patientes, il est plutôt difficile de localiser le point exact pour administrer l'anesthésie. C'est pourquoi d'autres options pour soulager la douleur sont envisagées. En fait, il est toujours bon d'informer l'anesthésiste obstétricien de tout antécédent médical afin que des options convenables soient décidées à l'avance.

La mauvaise nouvelle est que ce genre de douleur ne diminue pas pendant les contractions. La bonne nouvelle est que cela n'indique pas qu'il y a une complication et surtout que cette douleur est susceptible de disparaître une fois l'accouchement terminé. Il existe plusieurs mesures que vous pouvez prendre afin de soulager la douleur.

Changez de position de temps en temps et réduisez la pression que vous exercez sur votre dos. Essayez de marcher si vous vous en sentez capable, accroupissez-vous. Vous mettre à quatre pattes est également une option qui soulage significativement la douleur du dos. Si vous avez l'impression de ne pas pouvoir quitter votre lit, essayez de changer de position et mettez-vous sur votre côté pendant un moment.

Utiliser une compresse chaude ou une bouillotte est une très bonne idée, mais la plupart des personnes considèrent qu'une compresse froide fonctionne mieux. Vous pouvez également alterner entre une compresse chaude, puis une compresse froide et une chaude à nouveau. Demandez à votre partenaire ou à toute personne qui vous accompagne d'exercer de la pression sur la zone où vous souffrez le plus. Des mouvements circulaires et l'utilisation des articulations fonctionnent très bien. Les pressions sur les points d'acupuncture sont également utilisées pour soulager la douleur. Pour les douleurs pendant la période de travail, il faudra demander à quelqu'un d'appliquer de la pression en dessous du centre de la paume du pied. Cela doit être effectué avec une certaine force à l'aide des doigts.

Positions de travail

L'intensité de la douleur dont vous souffrirez sûrement pendant le travail vous donnera envie de vous allonger sur le dos. Cependant, ce n'est pas la position dans laquelle vous devrez être pendant cette période. Quelle est alors la meilleure position à adopter ? La meilleure position est celle dans laquelle vous vous sentez le plus à l'aise, sauf sur le dos.

La position dorsale n'est pas recommandée car elle exerce trop de pression sur votre dos, entraînant trop de tensions. Cela ralentit également le travail et prolonge donc sa durée. Cette position compresse les vaisseaux sanguins principaux et interfère avec le flux sanguin du fœtus.

Une position droite aidera, grâce à la gravité et aux contractions, à expulser le bébé. Etre debout, assise sur un lit, accroupie, à genoux et même à cheval sur une chaise sont des options possibles. Si vous avez besoin de vous allonger, essayez de le faire sur votre côté gauche.

Les stades du travail

En réalité, trois stades du travail ont été définis. Le rythme pour passer d'un stade à l'autre n'est pas encore déterminé.

Les trois stades sont le stade latent, le stade actif et le stade transitionnel. Ils font partie de la première phase de l'accouchement appelée travail. Au cours du premier stade du travail, le col de l'utérus s'amincit et se dilate à environ 3 centimètres. Au deuxième stade, la dilatation est plus active et le col de l'utérus se dilate à environ 7 centimètres. Au troisième stade, la dilatation atteint un maximum de 10 centimètres, indiquant que vous êtes au point culminant du travail et qu'il est temps de vous rendre en salle d'accouchement.

Toutes les femmes passent par ces phases, à moins que cela ne soit interrompu par le besoin d'effectuer une césarienne. Parfois, les femmes ne remarquent même pas qu'elles ont commencé le travail avant d'être au deuxième ou troisième stade du processus. Cela peut arriver si les contractions de la première et de la seconde phase sont relativement discrètes.

La douleur et la perception

La douleur est un phénomène relativement subjectif et elle peut être exagérée et minimisée par différents facteurs. Cela va peut-être vous surprendre d'apprendre que la perception de la douleur est une chose que vous pouvez contrôler dans une certaine mesure. Certains facteurs qui augmentent la perception de la douleur sont le fait d'être seule, d'être fatiguée, d'avoir faim et soif, de penser continuellement à la douleur, d'être stressée et d'être épuisée pendant les contractions, d'avoir peur des aspects inconnus de l'accouchement et de s'apitoyer sur soi-même et se sentir impuissante.

D'un autre côté, certains aspects vous aident à diminuer la perception de la douleur. Il s'agit du fait d'avoir un proche à proximité, d'être relaxée, de vous assurer de ne pas avoir trop faim pendant le travail, de vous distraire de la douleur et de penser à quelque chose d'autre, d'utiliser des techniques de relaxation comme la méditation, la visualisation et d'avoir lu beaucoup d'informations relatives au travail et à l'accouchement.

Les phases de la naissance

Le processus entier de la naissance comprend trois phases. La première est le travail. La seconde est la phase au cours de laquelle vous allez pousser et où le bébé va naître et la troisième consiste à évacuer le placenta.

Au cours de la phase du travail, vous devez vous assurer d'être aussi à l'aise que possible au moment des contractions. Essayez d'écouter de la musique. Si vous avez la chance d'avoir une télévision dans la salle de travail, essayez de vous distraire en regardant quelque chose qui vous intéresse. Buvez de l'eau ou du jus d'orange et mangez des petits en-cas dès que vous avez un peu faim. Le fait d'avoir faim vous donnera l'impression d'être plus fatiguée et épuisée. Chronométrez vos contractions pour savoir s'il est temps de vous rendre à l'hôpital ou non. En vous rapprochant de la seconde phase du travail, vous devrez commencer à effectuer les exercices respiratoires. Essayez de vous relaxer entre les contractions et urinez fréquemment, même si vous n'en avez pas envie. La dernière phase du travail, juste avant de rentrer dans la phase d'accouchement, est susceptible d'être difficile. Les contractions se rapprochent et s'intensifient. Restez positive et pensez que vous approchez du but et que cela ne va plus s'éterniser.

La phase de l'accouchement est la partie qui nécessite beaucoup de travail. Lorsque la dilatation atteint le niveau où vous pouvez entrer dans la phase de travail, vous devrez exercer des poussées intenses. A ce stade, vous aurez peut-être une envie importante de pousser et vous aurez peut-être l'impression de ressentir des regains d'énergie. Ou au contraire, vous pourrez ressentir une extrême fatigue et vouloir que tout cela « finisse enfin ». Vous ressentirez peut être des picotements, des étirements et des brûlures au niveau du vagin lorsque la tête du bébé commencera à apparaître. Si vous poussez efficacement, cette épreuve s'achèvera plus rapidement. L'idée est de pousser depuis la partie du corps en dessous du nombril, car pousser à partir du tronc peut causer des douleurs de la poitrine après l'accouchement. Suivez les instructions de votre praticien, car il sera en mesure de vous informer du moment idéal pour pousser.

Lorsque vous poussez à ce stade, vous ne devez pas vous inquiéter d'évacuer des éléments de votre rectum ou d'uriner accidentellement. Vous ne devez pas vous en inquiéter car cela arrive dans de nombreux cas et vos médecins ne s'en soucient pas. Faites des pauses lorsque votre médecin vous le demande, relaxez-vous et récupérez toute votre énergie pour pousser à nouveau. La troisième phase de l'accouchement est également nécessaire. A ce stade, vous avez mis votre bébé au monde. Mais il reste encore un peu de travail à effectuer. Le placenta qui a aidé votre bébé à vivre à l'intérieur de vous a également besoin d'être évacué. Des contractions légères peuvent continuer. Votre médecin vous aidera à évacuer le placenta en poussant. Une fois le placenta évacué, le docteur vous fera des points de suture, si une épisiotomie est nécessaire. Vous pouvez maintenant vous détendre et profiter de votre bébé !

Accouchement par césarienne

Si vous accouchez par césarienne, votre degré de participation va être moins important. En fait, il vous suffira de vous préparer mentalement et physiquement pour la chirurgie et de laisser le reste entre les mains compétentes de vos chirurgiens. Votre abdomen sera sûrement rasé et nettoyé avec une solution antiseptique. Un cathéter sera peut-être inséré dans votre vessie afin que cela n'interfère pas avec l'approche vers l'utérus.

Dans la plupart des cas, une anesthésie épidurale vous sera administrée et vous ne ressentirez plus grand-chose en dessous de la taille au bout de quelques minutes. Cela n'est pas susceptible de vous endormir complètement et vous devriez donc être en mesure d'observer l'opération si vous avez demandé un miroir ou un écran. Une incision horizontale est effectuée juste au dessus de la ligne de bikini et les muscles droits de la paroi abdominale sont écartés. La vessie est protégée par une rétraction vers le bas. L'utérus est ouvert au niveau de la marge inférieure et la poche du liquide amniotique est incisée, si elle ne s'est pas déjà rompue d'elle-même. Le liquide est aspiré et le bébé est extrait. Le cordon est ensuite clampé et coupé, le nez et la bouche du bébé sont aspirés pour permettre au bébé de respirer.

Vous aurez des points de suture après la naissance. Dans certains cas, les chirurgiens préfèrent réaliser une anesthésie générale pour que les futures mamans soient moins stressées. Cela dure moins de 30 minutes et lorsque vous serez suturée et dirigée vers la salle de récupération, votre bébé sera lavé, nettoyé puis apporté à vos côtés.

Anesthésie péridurale

Une péridurale est également une option pour soulager la douleur, même si vous n'accouchez pas par césarienne. Cette anesthésie locale empêche les douleurs dans les zones abdominales et vaginales. Parfois, la péridurale est combinée avec de l'épinéphrine, le fentanyl et la morphine ou la clonidine pour en augmenter les effets ou gérer la pression sanguine. L'injection péridurale est réalisée avant le début du travail actif. Elle peut vous être injectée lorsque vous êtes allongée sur votre côté gauche ou que vous êtes assise ; dans les deux cas avec le dos courbé.

Il existe deux types principaux de péridurales : la péridurale classique et la péridurale combinée. La péridurale classique est une combinaison de narcotiques et d'anesthésiants administrés à l'aide d'une pompe ou d'injections périodiques. Cette dernière est également appelée la péridurale « de marche » puisqu'elle vous permet de bouger plus librement.

Une péridurale peut vous aider à vous détendre si le travail est vraiment douloureux ou s'il s'éternise un peu. Le soulagement de la douleur vous permet également d'être vraiment active dans le processus de la naissance. Parfois, les péridurales peuvent causer des frissons, des maux de tête ou des acouphènes mais ces inconvénients sont insignifiants comparés au soulagement apporté.

Le processus d'injection de la péridurale n'est pas douloureux. Aucune recherche ne montre des effets négatifs sur le bébé. Bien que vous ne puissiez pas ressentir les contractions à cause de l'effet anesthésiant, vous devrez être en mesure de pousser au signal du docteur. De l'aide pourrait être nécessaire à terme pour pousser sur l'abdomen afin de faciliter le processus.

Parfois l'anesthésiste pourrait ne pas trouver l'espace péridural en raison de votre scoliose. Cela peut également arriver chez celles qui ne souffrent pas d'une scoliose, si elles ont des problèmes de dos ou de prise de poids excessive. Connaissant votre situation vous devrez être prête à un accouchement sans péridurale dans le cas où il serait difficile de trouver un espace péridural. Examinez d'autres méthodes de soulagement de la douleur comme le massage, le positionnement et la stimulation électrique nerveuse transcutanée (TENS).

CHAPITRE 14

EXERCICES APRÈS L'ACCOUCHEMENT POUR SCOLIOSE

Les exercices postnataux sont particulièrement importants pour toutes les femmes. Ces exercices ne vous aident pas seulement à retrouver votre forme d'avant la grossesse, mais ils aident également votre corps à retrouver la force qu'il a perdu au cours de la grossesse et de l'accouchement. Les exercices renforcent votre corps et permettent aux muscles et aux ligaments de retrouver leur santé, leur force et leur énergie d'avant votre grossesse. Lorsque vous serez suffisamment à l'aise avec ces exercices, vous pourrez passer à des exercices personnalisés, plus adaptés pour corriger la courbure anormale de la colonne et qui sont expliqués dans mon livre précédent : « Votre programme pour la prévention et le traitement naturel de la scoliose ».

Cependant, il y a beaucoup d'éléments à garder en tête lorsque vous reprenez les exercices après l'accouchement. Ne faites pas l'erreur d'être trop pressée de retrouver la forme, car cela pourrait nuire à vos muscles faibles. Rappelez-vous qu'il y a de nombreuses séquelles après l'accouchement qui doivent d'abord être guéries avant de pouvoir reprendre une routine régulière d'exercices. Utilisez ce temps pour vous lier à votre enfant et passer le plus de temps possible avec lui.

Conseils à suivre avant de commencer les exercices postnataux

Il est important d'effectuer un examen médical postnatal avant de vraiment reprendre vos exercices. Vous pourrez envisager le début des exercices environ 6 semaines après l'accouchement. Celles qui ont accouché par césarienne devront peut-être attendre 8 à 10 semaines après l'accouchement avant de commencer les exercices. La raison pour laquelle il est nécessaire d'attendre quelques semaines avant de faire de l'exercice est liée à l'effet persistant de la relaxine qui entraîne un relâchement des ligaments et des muscles abdominaux. Les quelques semaines qui suivent l'accouchement sont essentielles pour permettre à l'utérus de revenir à sa taille normale et pour être sûr que les saignements s'arrêtent. Dans le cas où il y aurait des points de suture dans la zone vaginale, ces derniers doivent également être cicatrisés.

Lorsque vous commencez les exercices après votre examen médical postnatal, assurez-vous d'être bien préparée pour ces sessions. Voici quelques conseils qui vous aideront à être parfaitement préparée pour vos sessions d'exercices après l'accouchement.

- Assurez-vous de choisir des vêtements très confortables qui permettent des mouvements amples. Certaines femmes préfèrent des vêtements larges surtout au niveau du bassin et de la colonne. Cependant, il faut que votre entraîneur puisse bien observer votre posture pour pouvoir la corriger si elle n'est pas correcte au cours de l'exercice. Le soutien-gorge que vous portez doit également convenir afin que la poitrine ne soit pas comprimée. D'un autre côté, le soutien-gorge ne doit pas être trop relâché et ainsi permettre à la poitrine de trop rebondir ; ce qui peut être particulièrement inconfortable. Vous pouvez également utiliser des compresses en cas d'écoulement de lait.

- Des chaussures appropriées sont nécessaires afin de vous assurer que l'impact transmis vers la colonne soit minime. Les chaussures que vous choisirez devront être en mesure d'absorber les chocs. Assurez-vous de ne jamais faire de l'exercice avec un estomac vide. Si avant votre grossesse vous vous rendiez à vos sessions de gym le matin, il n'est pas idéal de continuer sur ce rythme. Mangez quelque chose quelques heures avant l'activité afin d'avoir l'énergie nécessaire pour bien effectuer les exercices. Prendre un léger repas riche en glucides trente minutes avant la session d'exercices est une bonne idée. Vous pouvez également manger quinze minutes après les exercices pour permettre une meilleure absorption et digestion des glucides.

- Trouver le temps de suivre des sessions d'exercices de deux heures ne sera pas forcément facile avec toutes les tâches qu'il faut effectuer à la maison, lorsque le bébé dort. De plus, certains jours vous aurez besoin de rattraper des heures de sommeil à cause des nuits blanches. N'essayez pas de trop en faire en peu de temps. Essayez plutôt de trouver le temps de suivre plusieurs petites sessions d'exercices à la maison si vous ne pouvez pas trouver deux heures entières pour vous entraîner.

- Il n'est pas bon d'effectuer des exercices de résistance lorsque vous êtes fatiguée. Cependant, des exercices légers à la bonne intensité peuvent vous aider à vous sentir plus énergique et en forme. Une promenade avec le bébé dans la poussette à l'air frais peut vous aider à vous sentir mieux.

- Il est très facile de tomber dans l'excès lorsque vous avez été habituée à être en forme avant la grossesse. Certaines femmes ont particulièrement hâte de retrouver leur silhouette dès que possible et elles finissent par trop en faire pendant les sessions d'exercices. Rappelez-vous que le manque de précaution dans ce domaine peut mener à des problèmes plus tard avec des conséquences plus graves.

- Soyez attentive aux signes annonciateurs qui vous indiqueront quand faire une pause. Etre à bout de souffle, avoir des vertiges ou la nausée sont les signes principaux. Si vous trouvez que vous êtes maladroite sur l'appareil de cardio-training ou que vous avez des difficultés de coordination motrice, il est préférable d'arrêter un moment. Des muscles qui tremblent et des problèmes de respiration après quelques exercices répétés doivent être pris en considération.

Réactivation des muscles transverses de l'abdomen

La réactivation des muscles transverses de l'abdomen est le premier exercice à effectuer après votre sortie de l'hôpital. Ce sont des muscles posturaux qui maintiennent la stabilité lombo-pelvienne ainsi que d'autres stabilisateurs locaux. C'est un muscle qui doit être réactivé après l'accouchement car la grossesse a réorganisé les muscles utilisés pour la stabilité.

Il existe des mesures simples à mettre en œuvre pour activer les muscles transverses de l'abdomen.

- Tenez-vous debout ou assise, bien droite et placez vos doigts sur l'os de la hanche à l'avant.

- Bougez vos doigts horizontalement à l'intérieur des tissus mous de l'abdomen

- Exercez une légère pression sur les tissus mous et toussez légèrement.

- Vous sentez alors les muscles transverses et les muscles obliques internes abdominaux se contracter.

- Vous pouvez obtenir le même effet sans tousser et en rentrant le ventre.

Suivre ces étapes simples est exactement ce qu'il faut faire pour réactiver les muscles transverses de l'abdomen. En plus de localiser les muscles transverses de l'abdomen, il est nécessaire d'apprendre à adopter la posture adéquate et d'apprendre à respirer correctement pendant les exercices.

Exercices postnataux

Les exercices postnataux peuvent être divisés en plusieurs catégories. Il y a les exercices d'étirement, les exercices de mobilisation et les exercices de stabilisation. Bien que les entraînements de résistance et de force soient des exercices que vous pouvez effectuer, ils doivent être réalisés en nombre limité en raison du relâchement excessif de vos muscles et de vos ligaments. L'environnement musculaire relâché peut compromettre la structure squelettique si ces exercices sont effectués avant que la guérison ne soit terminée.

Ci-dessous, j'aborde des exercices de mobilisation, d'étirement et de stabilité que vous pouvez commencer après l'accouchement.

Exercices de mobilisation

Les exercices de mobilisation sont ceux que vous devrez pratiquer en premier. Principalement car ce sont des exercices légers qui détendent le corps et offrent la flexibilité nécessaire pour effectuer les autres exercices. Il est recommandé de revenir aux exercices les plus basiques lorsque votre médecin vous donne le feu vert après l'examen médical postnatal. Ils sont très importants et essentiels, même si vous effectuiez des exercices plus avancés avant d'être enceinte.

Il est très probable que votre posture debout vous apparaîtra plus large qu'elle ne le devrait. Cela arrive car vous avez la sensation que vos hanches se sont élargies. Notez bien cela et assurez-vous de garder les pieds écartés à la largeur de vos hanches et pas plus.

Vous trouverez ci-dessous les exercices de mobilisation avec lesquels vous devrez commencer votre programme d'exercices.

Cercles avec les épaules

1. Faire des cercles avec les épaules permet de mobiliser l'articulation de l'épaule.

2. Vous devez vous tenir dans la bonne posture debout, les bras relâchés sur les côtés.

3. Rentrez le ventre et bougez les épaules l'une après l'autre en formant des cercles. Assurez-vous de bouger vers l'avant, le haut, l'arrière et le bas. Répétez ce mouvement une vingtaine de fois de chaque côté.

4. Pensez à plier légèrement les genoux ; la position est droite et vous devez maintenir un mouvement lent et contrôlé des épaules.

5. Répétez l'exercice en bougeant les épaules vers l'arrière, le haut, l'avant puis le bas.

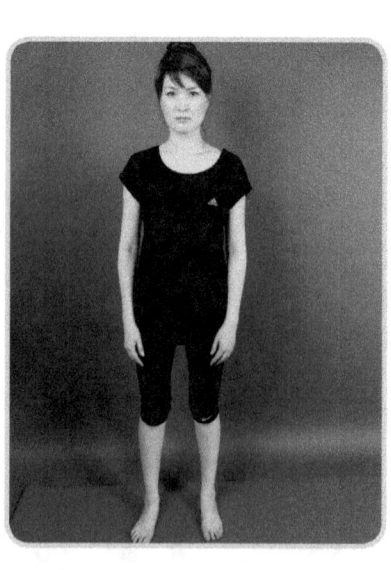
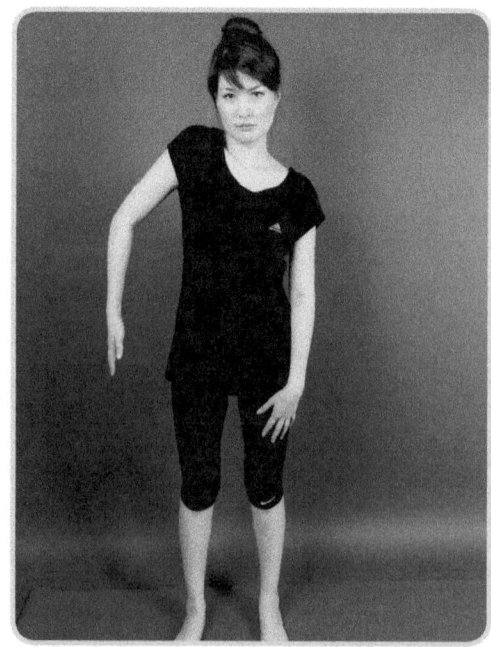

Penchements latéraux

1. Cet exercice contribue à augmenter la mobilité de la colonne vertébrale.

2. Vous devez garder une position debout bien droite, les bras relâchés sur les côtés. Pensez à ne pas trop écarter les pieds car cela pourrait causer un balancement des hanches pendant les exercices ; ce qui entraîne la flexion latérale de la colonne.

3. Rentrez le ventre et penchez-vous sur le côté. Assurez-vous d'effectuer ce mouvement à partir de la taille. Penchez-vous jusqu'à ce que cela reste confortable pour vous, sans essayer de trop en faire.

4. Revenez à la position originale et répétez le mouvement de l'autre côté.

5. Répétez ce mouvement une vingtaine de fois de chaque côté.

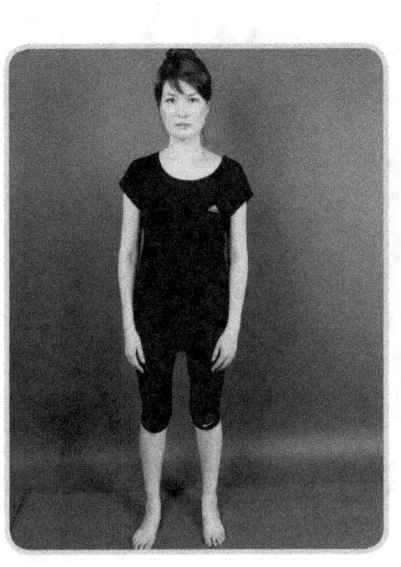
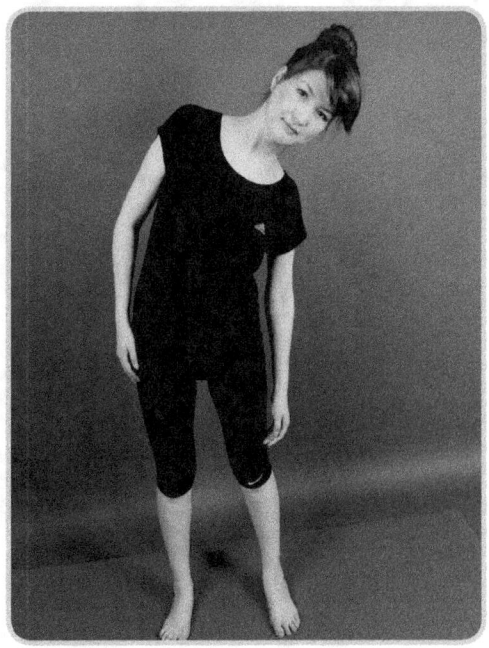

Rotation du tronc

1. Les rotations du tronc aident à mobiliser la colonne thoracique ; une partie qui devient rigide pendant la grossesse.

2. Pour cet exercice, vous devez vous tenir debout bien droite, plier les coudes et les lever à hauteur de la poitrine.

3. En rentrant le ventre, faites tourner le haut du corps d'un côté.

4. Revenez à la position d'origine puis tournez de l'autre côté.

5. Gardez les omoplates vers le bas et essayez d'allonger la colonne lorsque vous tournez le haut du corps. Assurez-vous de ne pas utiliser les hanches et les genoux pour tourner.

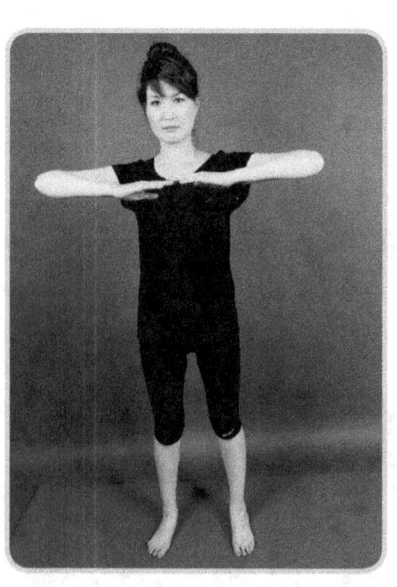
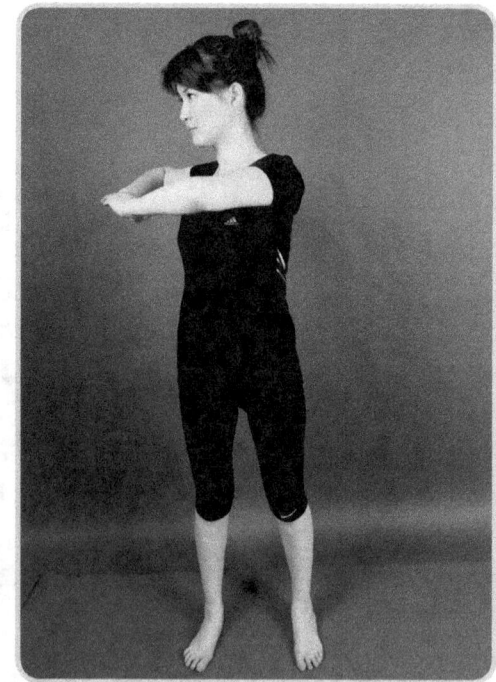

Rotation des hanches

1. L'objectif principal de la rotation des hanches est de relâcher le bas du dos.

2. Vous devez vous tenir debout et placer vos mains au niveau bas de votre cage thoracique, les coudes pliés.

3. Rentrez le ventre et bougez les hanches en formant des cercles élargis. Pensez à légèrement plier les genoux et à étirer votre colonne.

4. Essayez de limiter le mouvement au niveau du dessous de la taille afin que le haut du corps ne bouge pas. La poitrine doit rester redressée tout en essayant d'obtenir une grande ampleur de rotation.

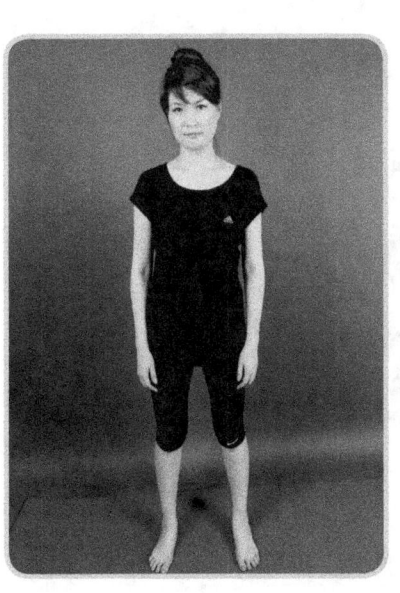
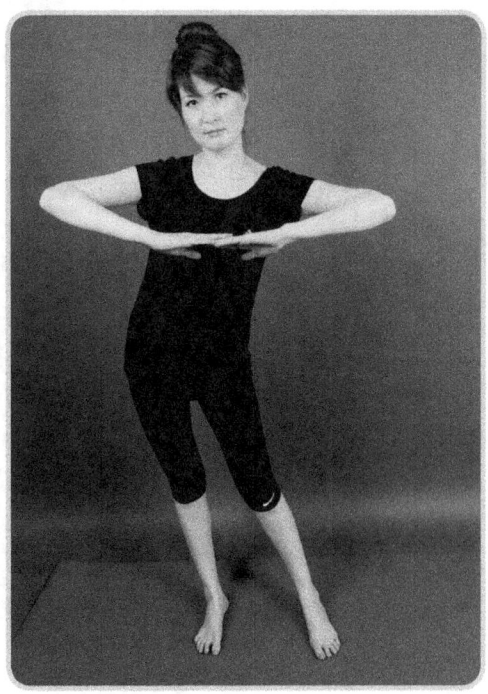

Courbure du tronc

1. Cet exercice doit être réalisé pour assurer le relâchement du haut du corps et pour ouvrir la poitrine.

2. Vous devez vous tenir debout et vos bras doivent être ouverts vers les côtés.

3. Rentrez les muscles abdominaux, puis penchez le bassin en courbant le coccyx.

4. Enroulez la partie supérieure du corps et en même temps bougez les bras vers l'intérieur, vers l'avant du corps.

5. Revenez à la position initiale et ramenez les bras sur les côtés.

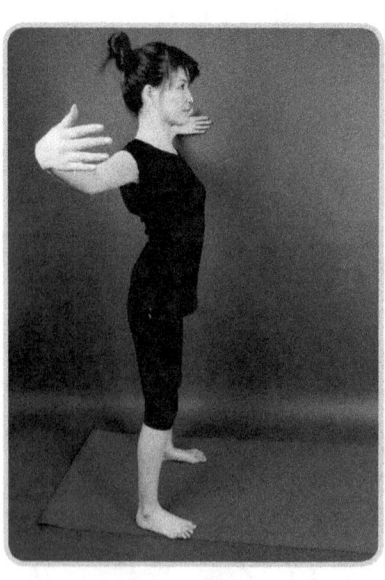 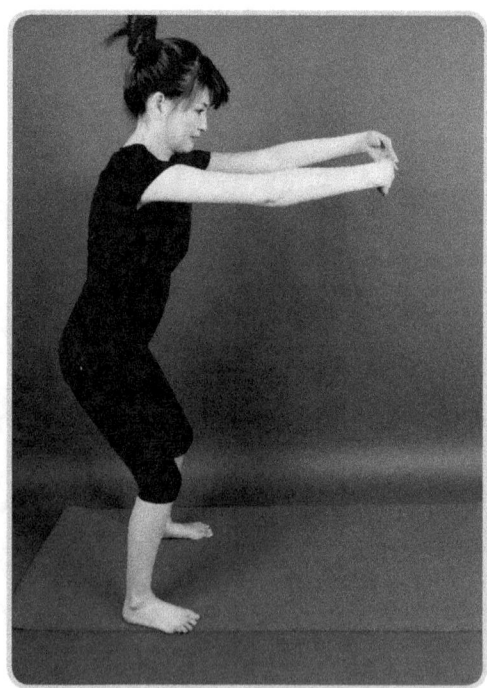

Mobilité du cou

1. Cet exercice aide à réduire les tensions du cou.

2. Pour cet exercice, vous devez vous tenir bien droite, les bras sur les cotés.

3. Les muscles abdominaux rentrés, tournez la tête afin de regarder au dessus de vos épaules.

4. Arrêtez quelques secondes puis revenez au centre et répétez le mouvement de l'autre coté.

5. Pensez à ne pas pencher la tête vers le côté et à allonger la colonne à chaque fois que vous revenez à la position initiale.

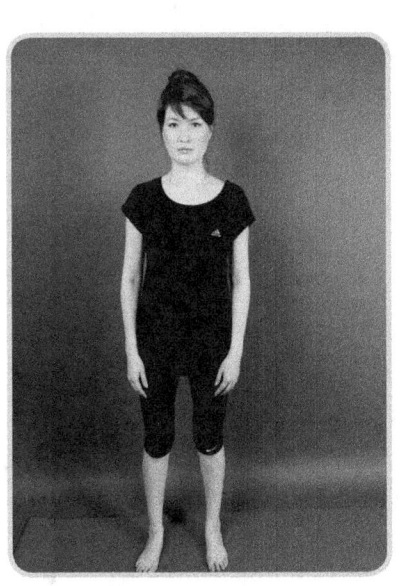
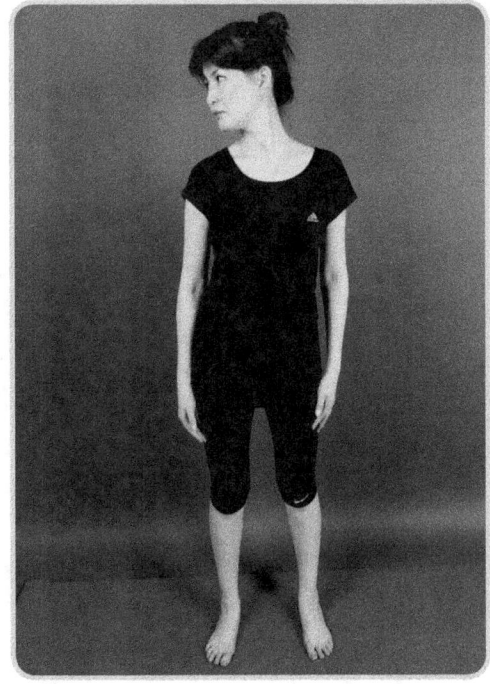

Exercices d'étirement

La colonne vertébrale subit beaucoup de tensions au fil des neuf mois où vous portez le bébé. Les muscles se rigidifient significativement dans la colonne en raison des différentes postures que vous devez adopter afin de porter le bébé, puis lorsque vous en prenez soin ensuite. Assurez-vous de ne pas tenir les étirements plus de 15 à 30 secondes car il ne faut pas abîmer les muscles qui sont encore trop lâches.

Voici quelques exercices d'étirement que vous pourrez effectuer après l'accouchement et une fois l'examen médical postnatal effectué.

L'étirement arc-en-ciel

1. Cet exercice d'étirement travaille sur la colonne thoracique et étire également les muscles pectoraux.

2. La position de départ consiste à s'allonger au sol, en position latérale, avec un oreiller sous la tête. Les deux mains doivent être tendues et rapprochées, comme pour une prière, et elles doivent être en contact avec le sol. Les genoux doivent être pliés et joints.

3. En rentrant les abdominaux, levez le bras vers le plafond. Au même moment, tournez la tête vers le haut pour regarder le plafond.

4. Bougez la main de l'autre côté et assurez-vous de suivre le mouvement de la main avec votre tête.

5. Une fois que le bras atteint l'autre côté, faites un pause et respirez.

6. Utilisez vos abdominaux pour ramener la main dans sa position initiale.

7. Assurez-vous que les zones lombaires et pelviennes de la colonne restent dans la position initiale.

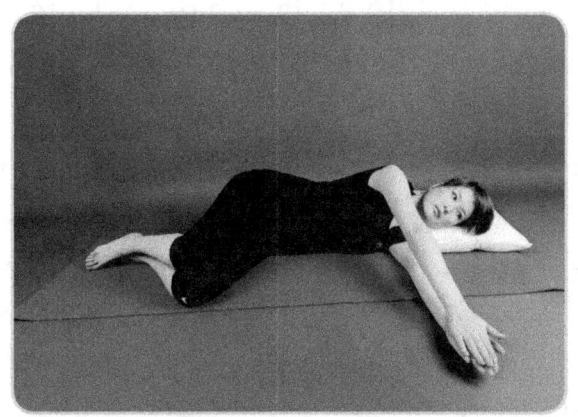

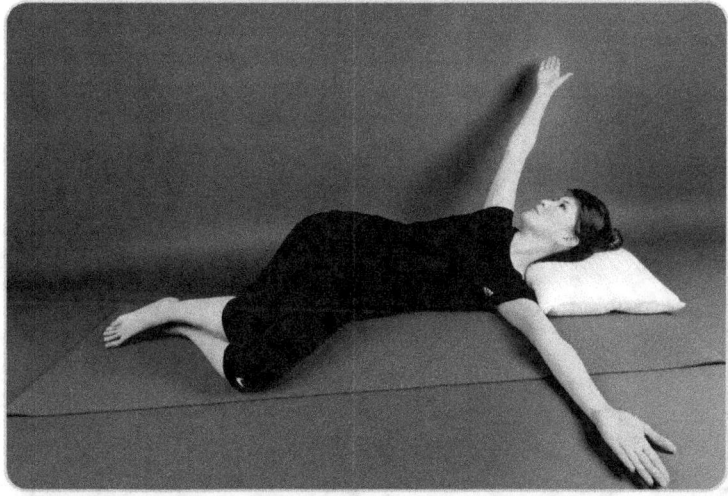

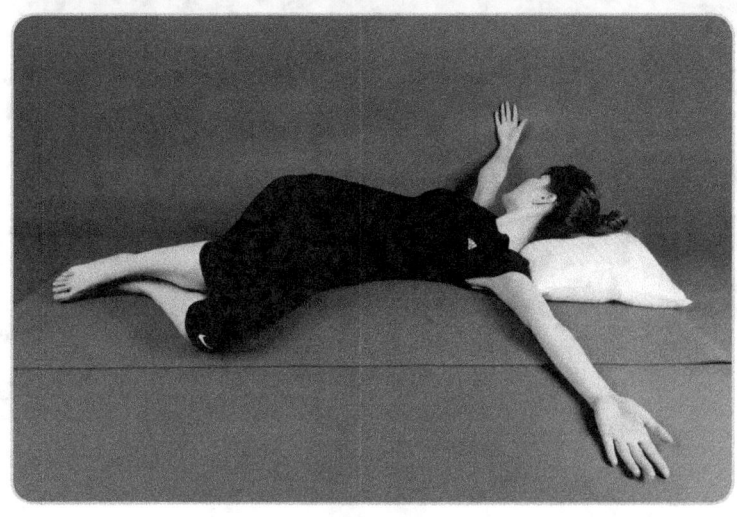

Etirements assis des pectoraux

1. Cet exercice aide à améliorer la posture et à allonger les pectoraux.

2. Il peut être réalisé en s'asseyant sur le sol en position bien droite avec les jambes en position croisée.

3. Pensez à vous asseoir bien droite et placez vos mains vers l'arrière au sol. Vous ne devez pas vous pencher en arrière.

4. Rentrez le ventre, ouvrez la poitrine et pointez les coudes vers l'arrière.

5. Vous sentirez votre poitrine et vos épaules s'étirer à ce stade.

6. Il est important d'ouvrir la poitrine mais de ne pas la lever si vous souhaitez obtenir le bon effet.

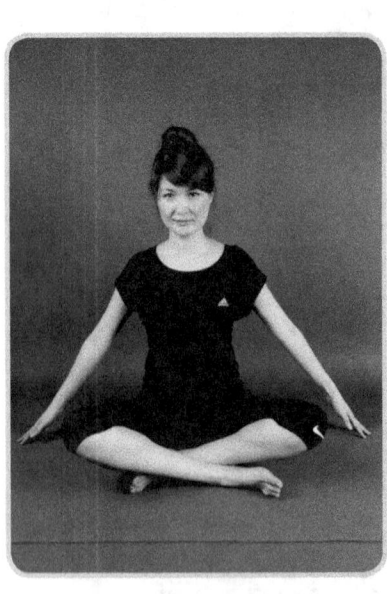
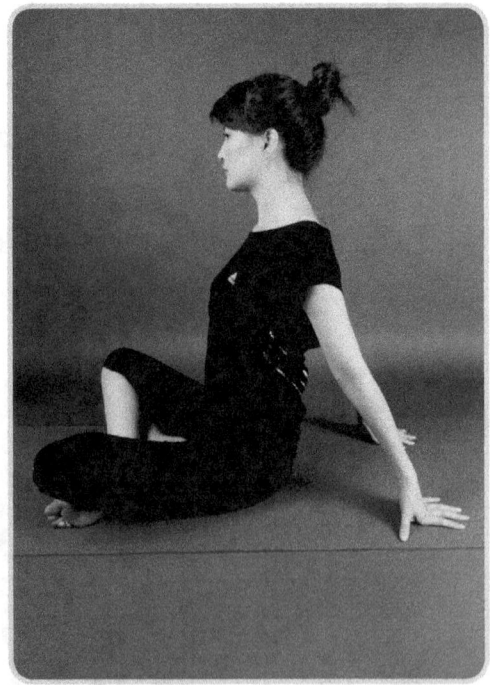

Etirements assis des trapèzes

1. Le but de cet exercice est de réduire les tensions au niveau des trapèzes.

2. Assise au sol bien droite, les bras doivent être étirés vers l'extérieur sur les côtés.

3. Les omoplates doivent être baissées.

4. Lorsque vous penchez l'os iliaque vers le haut, les bras doivent être ramenés vers l'intérieur et la colonne doit être courbée, tout comme la tête.

5. Tenez le coude de votre bras opposé et penchez l'épaule et poussez-la vers l'avant.

6. Vous devez garder une respiration naturelle tout le temps pendant cet étirement.

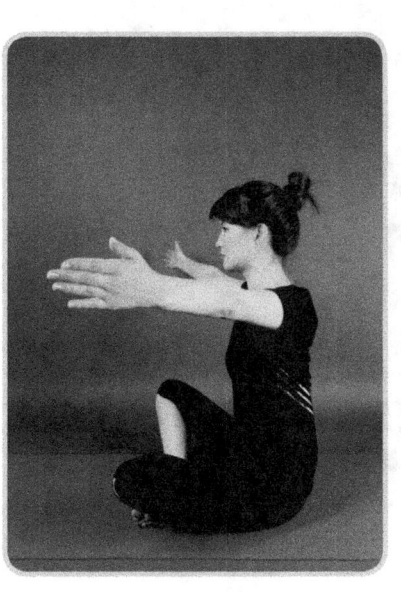 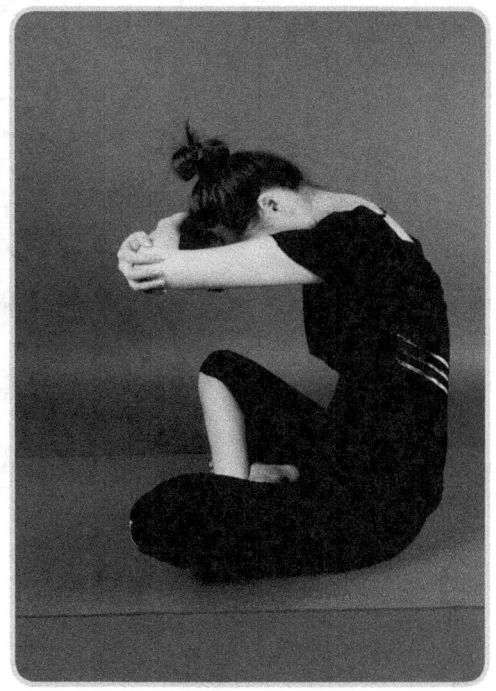

Etirements des grands dorsaux en position assise

1. Cet exercice diminue les maux et la tension des grands dorsaux et favorise la mobilité thoracique.

2. Asseyez-vous au sol bien droite et reposez le bout des mains sur le sol sur vos côtés, légèrement devant les hanches.

3. Levez une main comme si vous vouliez toucher le plafond. Ressentez l'étirement sur le côté de la main que vous avez levée.

4. Continuez à bouger en faisant un arc, en levant la main du sol et en l'éloignant du corps.

5. Revenez à la position initiale.

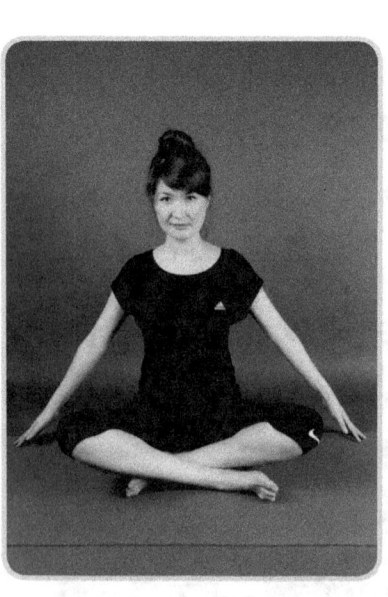 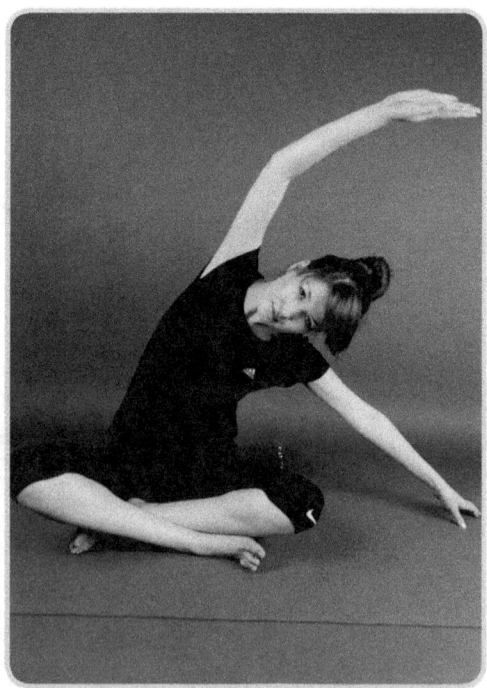

Etirements du cou en position assise

1. Cet exercice contribue à diminuer la tension dans les muscles du cou.

2. La position de départ est une position bien droite au sol, les mains sur les côtés.

3. Penchez la tête d'un côté et placez votre oreille sur l'épaule. Ne levez pas l'épaule et essayez de toucher l'oreille.

4. Revenez à la position de départ et allez vers l'autre côté.

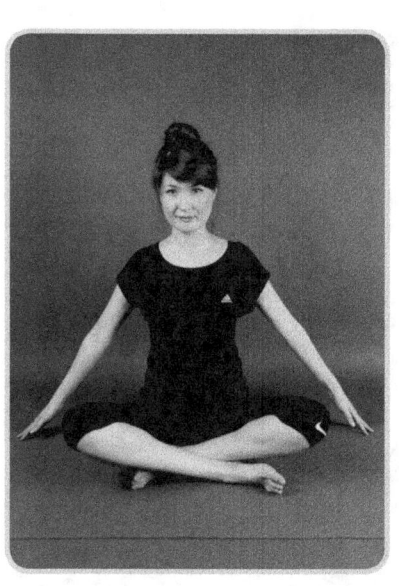
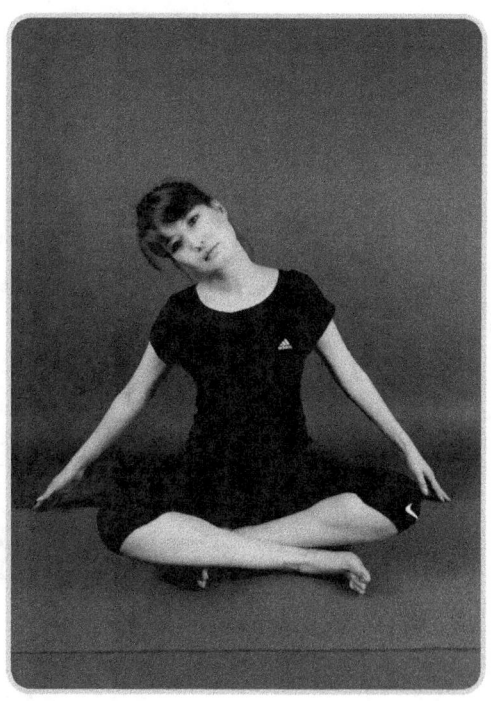

Extensions en position debout

1. Cet exercice apporte beaucoup de relaxation

2. Debout bien droite, gardez vos bras sur vos côtés, bien relâchés.

3. Prenez une grande inspiration puis bougez vos bras vers le haut, la partie extérieure vers le plafond. Ressentez l'allongement de la colonne vertébrale.

4. Expirez lorsque vous ramenez les bras vers le bas.

5. Baissez les omoplates lorsque les bras montent. Maintenez les bras légèrement vers l'avant pour garder une posture neutre.

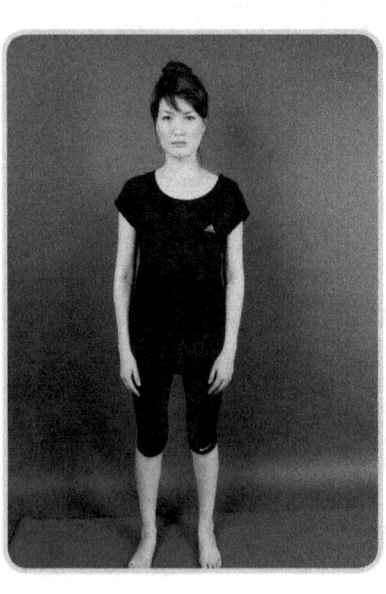
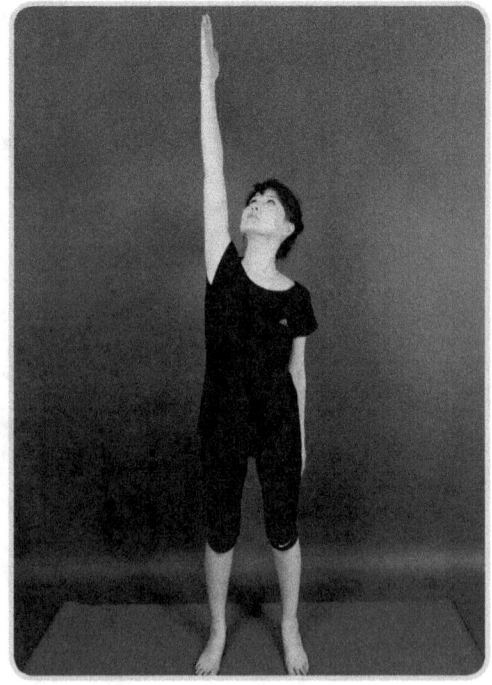

Etirements debout sur le côté

1. Utilisez cet étirement pour allonger les grands dorsaux et pour relâcher la tension. Cet exercice aide également à augmenter la mobilité thoracique.

2. Pour cet exercice, vous êtes debout bien droite les mains sur les hanches.

3. Rentrez les abdominaux et essayez d'atteindre le plafond avec une main, puis continuez de bouger la main vers l'autre côté en étirant le côté de la taille.

4. Si vous levez le bras droit, vous allez ressentir un étirement du côté droit.

5. Ramenez le bras et baissez la main, puis recommencez.

6. Répétez l'exercice avec l'autre main.

7. Ne poussez pas la hanche de l'autre côté et ne vous pliez pas de l'autre côté.

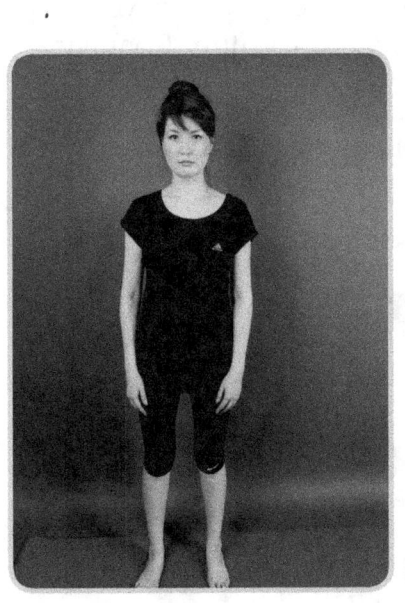
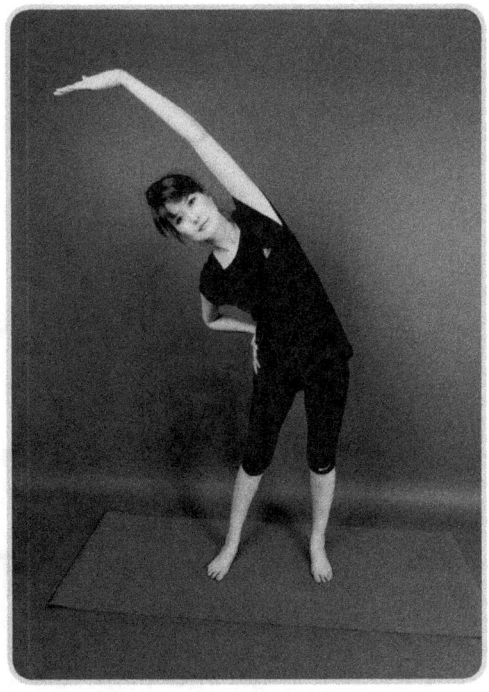

Exercices de stabilisation du « noyau » pour débutants

Les exercices de stabilisation sont parfaits pour une nouvelle maman. Une balle de stabilité devra être utilisée afin de renforcer les muscles abdominaux du centre de l'abdomen qui ont été particulièrement affaiblis durant la grossesse. Votre « noyau » est le centre du corps - plus spécifiquement vos abdominaux et les muscles des hanches, des fesses, du dos et du plancher pelvien. Tous vos muscles du « noyau » travaillent ensemble à l'unisson ; ils sont tous connectés par le fascia, une couche de tissus conjonctifs.

Voici quelques exercices pour le « noyau » que vous pouvez réaliser après votre accouchement et qui sont essentiels à votre quête d'un ventre plat.

Echauffement du plancher pelvien

1. Allongez-vous sur le dos avec les genoux pliés. Il y aura un espace entre le sol et le bas de votre dos, ainsi qu'entre le sol et votre cou car votre « noyau » n'est pas encore actif.

2. Inspirez et lorsque vous expirez, penchez le bassin vers votre nombril. C'est un petit mouvement et vous ne verrez pas vraiment de mouvement au niveau du ventre. Continuez de tirer sans laisser ressortir votre estomac.

3. Tenez la position aussi longtemps que possible, jusqu'à dix secondes puis relâchez pendant dix secondes.

4. Relâchez le plancher pelvien.

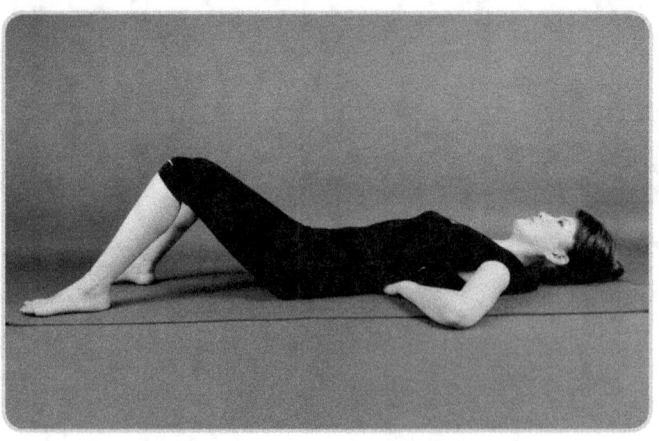

L'« aspirateur de ventre » à quatre points

1. Agenouillez-vous les hanches au dessus des genoux et les épaules au-dessus des paumes de main

2. La colonne placée dans une position confortable sans tension et dans un alignement neutre, prenez une grand inspiration et laissez l'estomac pendre vers le sol

3. Expirez et rentrez le nombril vers la colonne tout en maintenant le dos dans sa position initiale

4. Tenez tant que cela reste agréable

5. Lorsque vous avez besoin d'inspirer, relâchez la paroi abdominale et répétez l'exercice dix fois

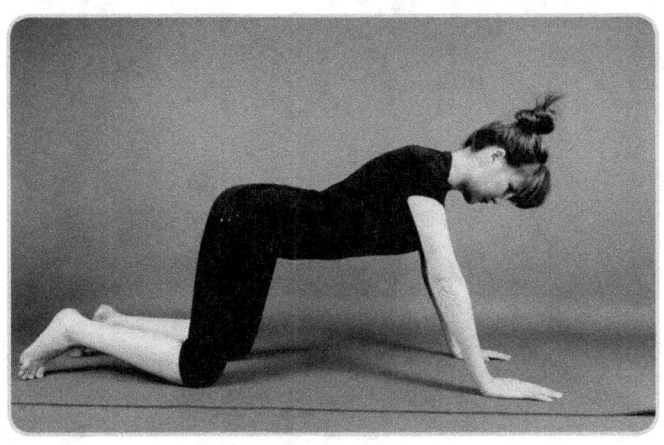

La position de la planche

1. Commencez par vous allonger sur le ventre, directement sur le sol ou sur un matelas d'exercices. Placez les coudes et les avant-bras sous la poitrine

2. Surélevez votre corps pour former un pont en utilisant vos orteils et vos avant-bras

3. Gardez le dos plat et ne laissez pas vos hanches s'affaisser au sol

4. Tenez soixante secondes

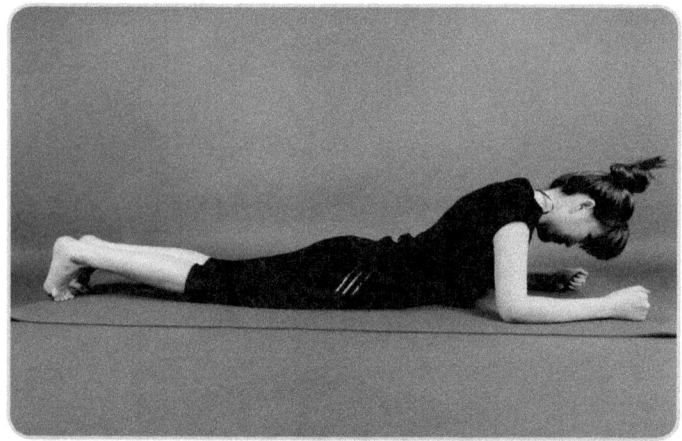

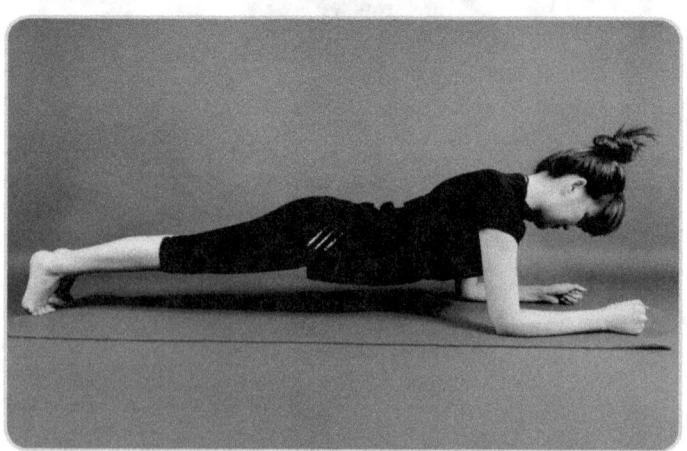

Torsions du noyau vers l'avant

1. Debout les pieds joints, joignez vos mains, les bras tendus à hauteur des épaules, vers la gauche.

2. Faites un pas et penchez-vous sur la jambe droite, tournez-vous vers la droite au niveau de la taille.

3. Puis faites un pas et penchez-vous sur la jambe gauche, tournez-vous vers la gauche au niveau de la taille.

4. Répétez vingt fois.

5. Pour rendre l'exercice plus difficile, utilisez des poids de un à quatre kilogrammes.

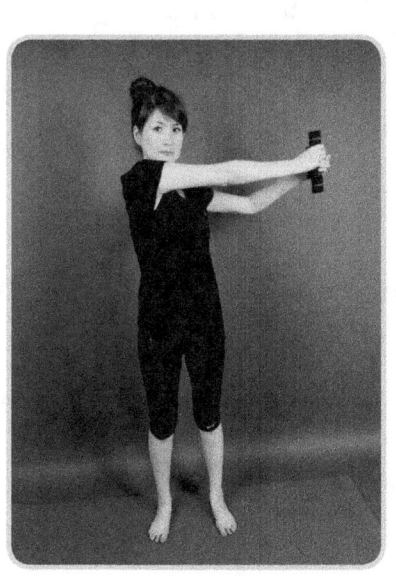
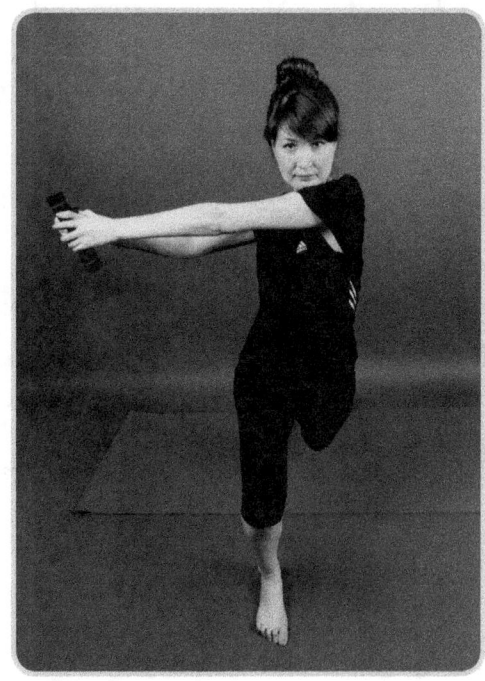

Attention si vous avez subi une césarienne

Les exercices mentionnés dans ce livre sont sans danger et faciles à effectuer. Cependant, chez celles qui ont subi une césarienne, ils pourraient endommager la zone d'incision. Si vous ressentez le moindre inconfort, faites une pause jusqu'à ce que vous vous sentiez à l'aise pour recommencer. Soutenir la zone abdominale grâce à un oreiller pour davantage de confort est également une bonne idée.

Dans la plupart des cas, vous devrez être en mesure de commencer les exercices six semaines après l'accouchement. Celles qui ont eu un accouchement naturel peuvent commencer plus tôt. Vous pourriez également ressentir des engourdissements après avoir effectué les exercices. Rappelez-vous que vos nerfs ont été sectionnés pendant la césarienne et qu'il leur faut du temps pour cicatriser.

La boursouflure après une incision pour une césarienne

De nombreuses femmes s'inquiètent de la boursouflure qui se forme sur la cicatrice de la césarienne. Cependant, vous pouvez vous en débarrasser en faisant de l'exercice et en faisant travailler vos muscles. Le Dr Kent Snowden, obstétricien et gynécologue précise que « la boursouflure est probablement due à des tissus gras ». Une fois que le gonflement aura diminué et que vous aurez retrouvé une vie normale, le seul souvenir de la césarienne sera la cicatrice. Cependant, donnez-vous six mois pour obtenir ce résultat.

Exercices avancés de stabilisation du noyau

Une fois que vous aurez terminé ces exercices de stabilisation du noyau pour débutant, il sera temps de passer aux exercices de stabilité du noyau plus avancés qui ciblent différentes zones de votre noyau.

Roulements de la balle vers l'avant

1. Agenouillez-vous en face d'une Swiss-ball, les avant-bras juste derrière le sommet de la balle. L'angle au niveau des hanches et des épaules doit être similaire. Imaginez que vous pouvez placer une boîte entre l'arrière de vos bras et vos cuisses.

2. Rentrez lentement le nombril vers l'intérieur et gardez une position confortable au niveau du dos et de la tête.

3. Roulez vers l'avant, bougez vos jambes et vos bras à mesure égale pour que les angles des épaules et des hanches restent égaux lorsque vous vous éloignez. Augmentez progressivement vos efforts pour rentrer le ventre.

4. Arrêtez avant que vous ne perdiez la position. Vous ressentirez le bas de votre dos s'abaisser. Arrêtez juste avant ce stade.

5. Pour les débutants, allez à la position finale et tenez trois secondes, puis revenez à la position initiale. Le rythme est trois secondes relâchées, trois secondes pour le maintien et trois secondes pour revenir en position initiale.

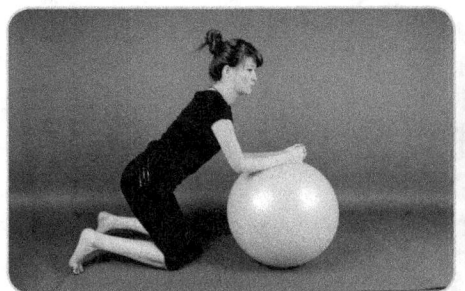 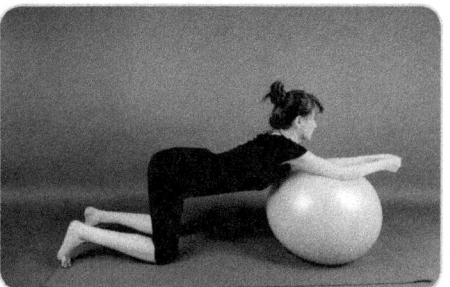

Relevés de dos avec une swiss-ball

Attention : si vous ressentez des vertiges au cours de cet exercice, vous pouvez vous pencher un peu vers l'avant sur la balle. Arrêtez l'exercice immédiatement si l'étourdissement persiste.

1. Allongez-vous sur une swiss-ball, votre dos doit être confortablement reposé sur la balle

2. Maintenez votre langue sur votre palais

3. En vous relevant lentement, imaginez que vous déroulez votre colonne de la tête au bassin

4. Lorsque vous revenez, déroulez votre corps du bas du dos à la tête, une vertèbre à la fois

5. Expirez lorsque vous vous redressez et expirez lorsque vous revenez

6. Position des bras

   débutante – les bras sont étirés et vers l'avant

   intermédiaire – les bras sont maintenus sur la poitrine

   avancée - le bout des doigts sur les oreilles (ne soutenez pas la tête et le cou avec les mains)

7. Le rythme doit être lent, il doit suivre les respirations

8. Répétez vingt fois

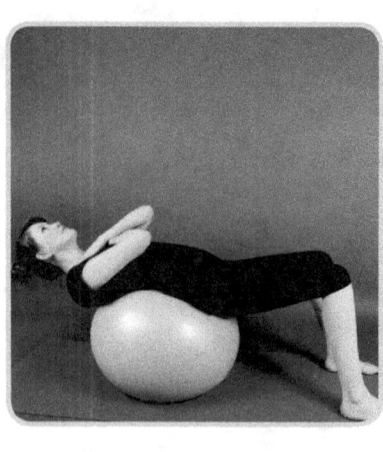 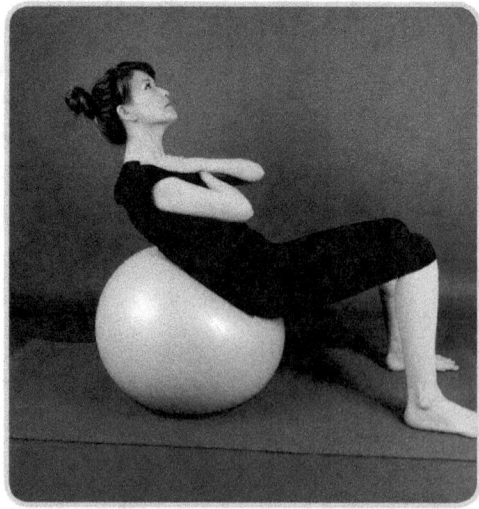

L'exercice du cheval dynamique

1. Mettez-vous sur les mains et les genoux, les poignets directement en dessous des épaules et les genoux en dessous des hanches

2. Contractez les abdominaux et tendez lentement la jambe droite derrière vous, en tournant les pieds légèrement vers l'extérieur et en tendant le bras gauche en face de vous, le pouce vers le haut

3. Répétez dix fois d'un côté

4. Relâchez et répétez le mouvement avec la jambe gauche et le bras droit

En plus des exercices d'étirement, de mobilisation et de stabilisation, la pratique d'exercices aquatiques est parfaite après un accouchement. Il est probable que vous ayez suivi ces exercices au cours de votre grossesse et, si vous les avez appréciés, il est important de continuer à les pratiquer, même après l'accouchement.

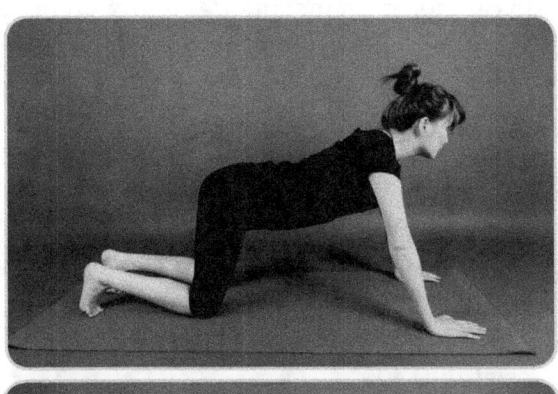

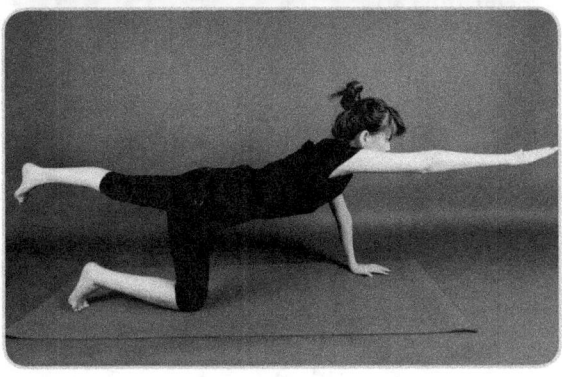

Exercices aquatiques

Il existe de nombreux bénéfices à effectuer des exercices aquatiques. D'une part, la tension exercée sur les articulations est bien inférieure. D'autre part, il est plus facile de faire de l'exercice dans l'eau après une prise de poids. La pression exercée par l'eau sur les différentes parties du corps est également bonne pour la circulation sanguine. La bonne circulation qui s'ensuit aide à faire circuler le sang de façon efficace dans les reins et réduit ainsi la rétention d'eau, une partie importante liée à la prise de poids pendant la grossesse. La pression hydrostatique aide également à rediriger la rétention des fluides dans les tissus vers la circulation. Les effets secondaires dus aux exercices effectués dans l'eau ne sont pas aussi importants que ceux qui sont ressentis après des exercices effectués sur le sol. Vous souffrirez donc moins de courbatures dans les muscles. Enfin, mais également très important, l'eau a des vertus thérapeutiques apaisantes. Cela vous aidera à rester calme et à vous relaxer.

De plus, l'eau ralentit vos mouvements. Cela signifie que si vous êtes habituée aux exercices ayant des impacts forts et qui nécessitent des réflexes rapides, vous serez en mesure de mieux gérer la situation. Les exercices aquatiques sont un très bon moyen d'effectuer des exercices que vous trouveriez normalement difficiles. Cela vient principalement de l'absence de gravité dans l'eau.

Lorsque vous choisissez d'effectuer des exercices aquatiques, vous devez vous rappeler que la résistance de l'eau est bien supérieure à celle de l'air. Marcher ou bouger en position droite nécessite donc plus d'effort. La résistance est également présente dans toutes les directions. Les sessions de groupe créent des turbulences qui augmentent la résistance.

Assurez-vous que la température de l'eau de la piscine soit autour de vingt degrés Celsius. De l'eau plus chaude est susceptible d'augmenter l'élasticité des muscles et ce n'est pas bon. L'eau chaude peut également encourager la sécrétion de lait. L'eau froide peut resserrer les vaisseaux sanguins et nuire à la circulation lorsque vous faites de l'exercice. La profondeur de la piscine doit être approximativement au niveau de la poitrine. Cela soutiendra le plancher pelvien, le tronc et la poitrine. La profondeur de la piscine vous permettra de bien effectuer des exercices du haut du corps dans l'eau. Vous pouvez commencer les exercices aquatiques dès que les sécrétions vaginales cessent. Ce qui a lieu généralement trois à cinq semaines après l'accouchement.

Parmi les autres exercices que vous pouvez effectuer dans l'eau, la nage est également un très bon exercice post-natal. Elle aide à améliorer les capacités cardiovasculaires et elle est bénéfique au niveau musculaire. Commencez par quelques longueurs pendant lesquelles vous nagez de manière relaxée, puis progressez lentement vers une durée plus longue. Essayez la nage libre et évitez toute nage qui vous oblige à maintenir la tête en hauteur.

Repos et relaxation

Même si vous êtes particulièrement inquiète de retrouver votre ligne, il est important de vous souvenir qu'il vous faut vous reposer convenablement. Même si vous n'êtes pas habituée à faire de longues pauses ou siestes dans la journée, vous devez faire en sorte de vous détendre pendant la journée. C'est bon pour vous et votre bébé. Une maman heureuse prendra beaucoup mieux soin de son bébé qu'une maman qui ne l'est pas.

L'arrivée du bébé placera surement beaucoup de pression sur vous. Sûrement plus que vous ne l'imaginiez et définitivement plus que ce que vous avez vécu pendant les neuf mois de grossesse.

Le stress est l'un des aspects les plus communs auquel une mère doit penser. C'est une menace pour le corps, pour le bien-être de l'enfant et pour votre relation avec votre partenaire. Lorsque le stress est présent, le corps commence à économiser toutes les fonctions internes et les limite à un minimum vital. Des fonctions comme la digestion, l'évacuation des toxines et la respiration efficace sont compromises. L'idée est de diriger toute l'énergie vers le combat des causes du stress. Malheureusement, alors que cela fonctionnait dans les temps anciens lorsque le stress était principalement dû à des menaces physiques, les générateurs de stress actuels sont plus d'ordre émotionnel. Mais le corps réagit de manière similaire.

Si la réaction du corps se poursuit pendant une longue période, cela crée du stress chronique et compromet fortement la manière dont votre corps fonctionne.

De nombreux facteurs de stress ont été associés au stress post-natal. Ils sont soit d'ordre physique, soit d'ordre émotionnel. Les facteurs physiques sont la fatigue, le manque de sommeil, les problèmes liés au périnée, la constipation, les douleurs au niveau des articulations, des niveaux d'énergie diminués, une poitrine lourde et douloureuse et des changements de posture. Parmi les générateurs de stress émotionnel, on trouve : des problèmes avec le bébé, comme lorsqu'il pleure pendant de longues périodes, l'incapacité de le calmer, le manque de temps, la sensation de ne pas être à l'aise en tant que mère, la sensation d'être isolée et seule pendant ce combat pour gérer l'enfant et l'incapacité de perdre du poids rapidement.

La réaction du corps face au stress se traduit par des inclinaisons de la tête et du corps, l'élévation des épaules, les coudes qui se plient près du corps, les poignets serrés, la mâchoire tendue et les dents serrées. Le rythme cardiaque augmente généralement avec le stress, la pression sanguine et le rythme de la respiration augmentent également.

Il est important de faire face au stress, afin d'être en mesure de faire fonctionner votre corps normalement. Il existe différentes méthodes de relaxation que vous pouvez pratiquer. Mais il est nécessaire que vous soyez décidée à le faire et que vous compreniez que le stress peut non seulement faire du mal à votre corps mais qu'il peut également nuire indirectement à votre bébé. Veillez à réserver du temps pour vous détendre et entraînez-vous avec des techniques de relaxation afin d'être plus calme et en paix.

Les trois méthodes de relaxation généralement utilisées sont :

- *La méthode des contractions* – Cette méthode consiste à contracter puis à relâcher tous les muscles importants du corps un par un et de manière consciente. Vous pouvez commencer en vous allongeant et en vous relaxant, puis vous devrez penser à un muscle et le contracter. Contractez-le un moment puis relâchez-le. Commencez par les orteils puis remontez jusqu'aux épaules et au visage. Bien qu'il s'agisse d'une méthode facile à appliquer pour se relaxer, il pourrait devenir difficile pour certaines de contracter ou de relâcher des muscles qui sont déjà trop tendus.

- *La visualisation* – également appelé Imagerie mentale, pour cette méthode, vous devrez être dans une pièce calme sans bruit. Fermez les yeux et commencez à visualiser des pensées positives dans votre esprit. C'est un exercice psychologique mais vous remarquerez qu'il a un impact direct sur la façon dont vous vous sentez une fois que l'exercice est terminé.

- *La relaxation physiologique* – Cette méthode est également appelée la méthode Mitchell et elle implique une inhibition réciproque. Un muscle doit être relâché pendant qu'un autre est contracté. Pour cette méthode, vous devez travailler sur votre corps entier en suivant une routine fixe.

  - Commencez par les épaules et levez-les vers les oreilles.

  - Eloignez lentement les coudes de votre corps.

  - Etirez les doigts et sentez-les s'étirer.

  - Roulez les hanches vers l'extérieur mais maintenez les jambes légèrement éloignées.

  - Bougez les genoux dans une position plus confortable.

  - Fléchissez les orteils en les ramenant vers votre visage.

  - Pressez votre corps sur le lit ou le matelas sur lequel vous êtes allongée.

  - Pressez votre tête dans votre oreiller.

  - Assurez-vous d'avoir les lèvres serrées et baissez la mâchoire.

  - Placez la langue au milieu de la bouche.

  - Fermez les yeux et soyez attentive à l'obscurité ainsi créée.

  - Levez les sourcils vers vos cheveux.

Une fois que vous aurez assimilé cette session, pratiquez-la lentement et de manière délibérée.

Il est important lorsque vous prenez le temps de vous détendre, d'être vêtue de façon appropriée et confortable. Il est important de ne pas être à un endroit où vous pouvez entendre les cris du bébé (cela implique que quelqu'un s'occupe du bébé ou que vous ayez un interphone de surveillance pour le bébé près de vous si celui-ci dort). Essayez de ne plus penser aux tâches à accomplir et aux choses à faire avant la fin de la journée. Ce n'est pas le moment pour planifier votre journée, votre semaine ou votre vie.

Changement de style de vie

En plus des exercices que vous effectuez, un nombre important de tâches spécifiques ont sûrement été ajoutées à votre vie depuis l'arrivée du bébé. Il y a des mouvements particuliers que vous adopterez afin de porter le bébé, le nourrir et jouer avec lui. En plus de cela, il est recommandé de bien effectuer certains mouvements régulièrement effectués par le passé, afin d'éviter toutes sortes de mouvements soudains qui pourraient être néfastes.

Voici quelques conseils sur les changements de mode de vie que vous devrez effectuer après l'accouchement.

- Asseyez-vous sur le bout du lit puis levez-vous doucement. Maintenez les genoux et les jambes alignées lorsque vous vous levez afin que l'effort soit minime.

- Les femmes préfèrent porter le bébé sur le côté car elles peuvent ainsi changer de côté lorsqu'elles sont fatiguées. Elles ont tendance à légèrement arquer la hanche afin de permettre au bébé de se reposer sur la protrusion. Une telle position est susceptible d'exercer une pression importante sur la colonne lombaire si la position est maintenue sur une longue durée.

- Assurez-vous de ne pas être avachie lorsque vous nourrissez le bébé. Essayez de prendre une chaise pour allaiter de manière à être bien droite. Placez des coussins ou un tabouret sous vos pieds s'ils ne touchent pas le sol facilement et confortablement.

- Ne levez pas le bain du bébé lorsqu'il est plein d'eau. Choisissez une option pour le bain que vous pouvez placer à l'intérieur d'une grande baignoire afin de ne pas rencontrer de difficulté pour le vider.

- Votre table de change doit arriver à la hauteur de votre taille pour pouvoir travailler facilement. Si cela n'est pas possible, agenouillez-vous sur le côté du lit lorsque vous changez le bébé.

MOTS DE LA FIN POUR LES FEMMES ENCEINTES ATTEINTES DE SCOLIOSE

Les femmes atteintes de scoliose n'ont rien à craindre en ce qui concerne la grossesse. Les changements qui ont lieu pendant la grossesse sont les mêmes que ceux vécus par les autres femmes. La seule chose à laquelle vous devez être particulièrement attentive est la situation de votre dos, vous devez vous assurer de ne pas effectuer trop de mouvements qui ajoutent de la pression sur votre colonne. Suivez les lignes de conduite présentées dans ce livre afin de bien vous alimenter pour avoir une colonne en bonne santé et un bébé en pleine forme. Effectuez les exercices détaillés précédemment et vous n'aurez aucune raison de vous inquiéter.

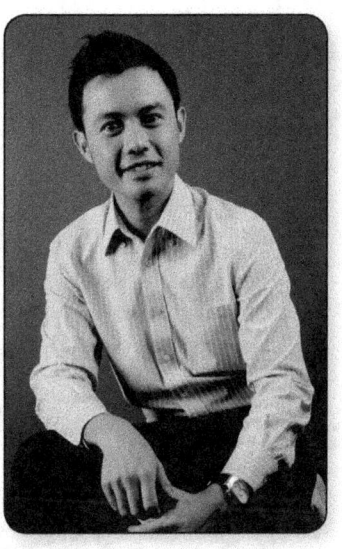

En ce qui concerne la grossesse, vous devez vous renseigner afin de pouvoir traverser ces neuf mois et les mois suivants sans problèmes particuliers. Croire que vous ne rencontrerez aucun problème pendant la grossesse est un peu optimiste. Mais, qui ne rencontre pas de problème pendant une grossesse... Le corps fait l'objet de tellement de changements qu'il est évident que vous vivrez des choses que vous n'aviez encore jamais vécues.

Ce qui est très important, c'est de bien vous renseigner sur ce qui se passe dans votre corps et les différentes choses que vous pouvez faire afin de pouvoir gérer les changements de manière efficace.

Le régime alimentaire et les exercices sont des aspects essentiels pour gérer la grossesse de façon efficace. Assurez-vous que votre régime alimentaire soit sain et favorable à une meilleure santé osseuse. Et faites assez d'exercices pour rester en forme et combattre le stress lorsque le bébé arrive et après.

Les femmes qui suivent un régime alimentaire et des exercices sérieux rencontrent beaucoup moins de problèmes au cours de leur grossesse et lors de l'accouchement.

Rappelez-vous qu'il existe de nouvelles recherches et techniques qui arrivent et qui aident les gens à mieux faire face aux situations et aux problèmes médicaux. Suivez un peu les nouvelles recherches réalisées pour aider les patientes atteintes de scoliose à accoucher plus facilement.

Mais une chose est certaine, tant que vous continuez à bien vous alimenter en fonction de la scoliose et de la grossesse et que vous avez un style de vie actif, vous serez en mesure de naviguer à travers votre grossesse et vous serez bientôt en mesure de tenir le nouvel amour de votre vie dans vos bras.

Prenez soin de vous et bonne chance avec votre bébé !

Dr. Kevin Lau D. C.

RÉFÉRENCES

1. Warren M.P., Brooks-Gunn J., Hamilton L.H., Warren L.F. and Hamilton W.G. (1986). Scoliosis and fractures in young ballet dancers: relation to delayed menarche and secondary amenorrhea. N Engl J Med, 314:1348—1353.

2. Nowak, A. and Czerwionka-Szaflarska. M. (1998) Clinical picture of mitral valve proplapse syndrome in children - a study of a selfselected material. Med Sci Monit, 4(2): 280-284

3. Akella P., Warren M.P., Jonnavithula S. and Brooks-Gunn J. (Sept, 1991) Scoliosis in ballet dancers. Med Probl Performing Artists. 84—86.

4. Tanchev, P.I., Dzherov, A.D., Parushev, A.D., Dikov, D.M., and Todorov, M.B. (Jun, 2000). Scoliosis in rhythmic gymnasts. Spine, vol 25 (issue 11): 1367-72

5. Omey, M.L., Micheli, L. J. and Gerbino, P.G. (2000). Idiopathic scoliosis and spondylolysis in the female athlete: Tips for treatment. Clinical orthopaedics and related research, 372, 74-84

6. Riseborough E. and Wynne-Davies R. (1973) A genetic survey of idiopathic scoliosis in Boston. J Bone Joint Surg Am, 55:974-982.

7. Czeizel A., Bellyei A., Barta O., et al. (1978) Genetics of adolescent idiopathic scoliosis. J Med Genet, 15:424-427.

8. Weinstein S.L., Zavala D.C. and Ponseti I.V. (Jun, 1981). Idiopathic Scoliosis: long-term follow-up & prognosis in untreated patients. J Bone Joint Surg Am, 63(5): 702-12.

9. Fayssoux, R.S., Cho, R.H. and Herman M.J. (2010) A History of Bracing for Idiopathic Scoliosis in North America Clin Orthop Relat Res, 468:654–64.

10. Coillard C., Circo A.B. and Rivard C.H. (November, 2010) SpineCor treatment for Juvenile Idiopathic Scoliosis: SOSORT award 2010 winner. Scoliosis, 5:25, doi: 10.1186/1748-7161-5-25.

11. Negrini S., Minozzi S., Bettany-Saltikov J., Zaina F., Chockalingam N., Grivas T.B., Kotwicki T., Maruyama T., Romano M. and Vasiliadis E.S. (2010) Braces for idiopathic scoliosis in adolescents. Cochrane Database of Systematic Reviews, Issue 1. Art. No.: CD006850.

12. Dale, E. Rowe, M.D., Saul, M. Bernstein, M.D., Max, F. Riddick, M.D., Adler, F. M.D., Emans. J.B. M.D. and Gardner-Bonneau, D. Ph.D. (May, 1997). A

Meta-Analysis of the Efficacy of Non-Operative Treatments for Idiopathic Scoliosis, The Journal of Bone and Joint Surgery 79:664-74.

13. Nachemson, A.L. and Peterson, L.E. (1995). Effectiveness of treatment with a brace in girls who have adolescent idiopathic scoliosis. A prospective, controlled study based on data from the Brace Study of the Scoliosis Research Society. The Journal of Bone and Joint Surgery, 77(6), 815-822.

14. Dolan L.A. and Weinstein SL. (Phila Pa 1976; Sep, 2007) Surgical rates after observation and bracing for adolescent idiopathic scoliosis: an evidence-based review. Spine, 1: 32(19 Suppl): S91-S100.

15. Ogilvie J., Nelson L., Chettier R. and Ward K. (2009) Does bracing alter the natural history of Adolescent Idiopathic Scoliosis? Scoliosis, 4(Suppl 2): O59.

16. Karol L.A. (Phila Pa 1976; Sep, 2001). Effectiveness of bracing in male patients with idiopathic scoliosis, 26(18): 2001-5.

17. Weiss H.R. (Jan 1, 2001). Adolescent Idiopathic Scoliosis: The Effect of Brace Treatment on the Incidence of Surgery. Spine, 26(1), 42-47.

18. Morningstar M.W., Woggon D. and Lawrence G. (Sep, 2004) Scoliosis treatment using a combination of manipulative and rehabilitative therapy: a retrospective case series. BMC Muculoskelet Disord, 14(5): 32. REFERENCES 343

19. Dickson, R. A. and Weinstein, S. L. (Mar, 1999). Bracing (And Screening) — Yes Or No?, British Editorial Society of Bone and Joint Surgery, 81(2): 193-8.

20. Farley, D. (Jul, 1994). Correcting the curved spine of scoliosis - includes related article on X-ray safety. FDA Consumer. 28(6):26-29.

21. Humke T., Grob D., Scheier H. and Siegrist H. (1995) Cotrel-Dubousset and Harrington Instrumentation in idiopathic scoliosis: a comparison of long-term results. Eur Spine J, 4(5): 280-3.

22. Mohaideen A., Nagarkatti D., Banta J.V. and Foley C.L. (Feb, 2007) Not all rods are Harrington - an overview of spinal instrumentation in scoliosis treatment. Pediatr Radiol, 30(2): 110-8.

23. Steinmetz M.P., Rajpal S. and Trost G. (Sep, 2008) Segmental spinal instrumentation in the management of scoliosis. Neurosurgery, 63(3 Suppl): 131-8.

24. Margulies J.Y., Neuwirth M.G., Puri R., Farcy F.V. and MirovskyY. (Apr, 1995) Cotrel Dubousset and Wisconsin segmental spine instrumentation:

comparison of results in adolescents with idiopathic scoliosis King Type II. Contemp Orthop, 30(4): 311-4.

25. Sucato D.J. (Phila Pa 1976; Dec, 2010) Management of severe spinal deformity: scoliosis and kyphosis. Spine, 35(25): 2186-92.

26. Shamji M.F. and Isaacs R.E. (Sep, 2008) Anterior-only approaches to scoliosis. Neurosurgery, 63(3 Suppl): 139-48.

27. Wilk B., Karol L.A., Johnston C.E., 2nd, Colby S. and Haideri N. (2006) The Effect of Scoliosis Fusion Surgery on Spinal Ranges of Motion: a Comparison of Fused & Nonfused Patients with

28. Idiopathic Scoliosis. Spine, 31(3): 309-314. 344 HEALTH IN YOUR HANDS

29. Yawn, B.P., Yawn, R.A., Roy A. (Sep 15, 2000). The estimated cost of school scoliosis screening. Spine, 25(18):2387-91.

30. Danielsson, A.J., Wiklund, I. , Pehrsson, K. and Nachemson, A.L. (Aug, 2001). Health-related quality of life in patients with adolescent idiopathic scoliosis: a matched follow-up at least 20 years after treatment with brace or surgery. European Spine Journal. 10(4), 278-288

31. Akazawa1, T., Minami1, S., Takahashi1 K., Kotani1 T., Hanawa T. and Moriya1 H. (Mar, 2005) Corrosion of spinal implants retrieved from patients with scoliosis. J Orthop Sci, 10(2):200-5.

32. Wilk B., MS; Karol L.A., MD; Johnston C.E., II MD; Colby S. and Haideri, N. PhD (Feb 22, 2006). The Effect of Scoliosis Fusion Surgery on Spinal Ranges of Motion: a Comparison of Fused & Nonfused Patients with Idiopathic Scoliosis. Spine, 31(3):309-314.

33. Donovan P. (Mar 21, 2008). Grow Your Own Probiotics, Part 1: Kefir, NaturalNews, Naturalnews.com, http://www.naturalnews. com/022822. html.

34. Nachemson AL, Peterson LE. Effectiveness of treatment with a brace in girls who have adolescent idiopathic scoliosis. A prospective, controlled study based on data from the Brace Study of the Scoliosis Research Society. J Bone Joint Surg Am. June 1995;77(6):815-822.

35. Mary G. Enig, PhD. (Dec 31, 2000). Fatty Acid Requirements for Women, Weston A. Price, wwwwestonaprice.org , http://wwwwestonaprice.org/know-your-fats/fatty-acid-requirements-for-women.

36. Pam Schoenfeld   . (Apr 1, 2011). Vitamin B6, The Under-Appreciated Vitamin, Weston A. Price, http://wwwwestonaprice.org/vitamins-and-minerals/vitamin-b6-the-under-appreciated-vitamin.

37. NRC (National Research Council). Recommended dietary allowances. 10th ed. Washington, DC: National Academy of Sciences, 1989.

38. Clapp JF III. Exercise in pregnancy: a brief clinical review. Fetal Medical Review1990;161:1464–9.

39. Artal R, Wiswell RA, Drinkwater BL, eds. Exercise in pregnancy. 2nd ed. Baltimore: Williams and Wilkins, 1991.

40. Frequently Asked Questions, National Scoliosis Foundation, http://www. scoliosis.org/faq.php.

41. Dr. Stuart Weinstein, Prof of Orthopedic Surgery, University of Iowa. (July, 2008). Scoliosis, Questions and Answers about Scoliosis in Children and, National Institute of Arthiritis and Musculoskeletal and Skin Diseases (NIAMS), http://www.niams.nih.gov/Health_Info/Scoliosis/.

42. Jason C. Eck, DO, MS. Scoliosis, MedicineNet, http://www.medicinenet. com/scoliosis/article.htm.

43. Caroline Arbanas. (Sep 5, 2007). Scoliosis gene discovered, may assist in diagnosis, treatment, Washington University in St. Louis, http://news. wustl.edu/news/Pages/9935.aspx.

44. Raynham, MA. (December 1, 2010). New Study Shows DNA Test Highly Accurate In Predicting Curve Progression in Scoliosis Patients, J&J, http://wwwjnj.com/connect/news/all/new-study-shows-dna-test-highly-accurate-in-predicting-curve-progression-in-scoliosis-patients.

45. Dr. Kevin Lau D.C. (2010), Your Plan for Natural Scoliosis Prevention and Treatment, Health in Your Hands, Third Edition, Pg 33

46. Betz-RR; Bunnell-WP; Lambrecht-Mulier-E; MacEwen-GD J-Bone-Joint-Surg-Am. 1987 Jan; 69(1): 90-6 http://www.scoliosisnutty.com/pregnancy-scoliosis.php.

47. In-Depth Report, Scoliosis, Surgery (November 28, 2011), NY Times, http://health.nytimes.com/health/guides/disease/scoliosis/surgery.html.

48. Singer, Katie, The Garden of Fertility: A Guide to Charting Your Fertility Signals to Prevent or Achieve Pregnancy--Naturally--and to Gauge Reproductive Health, Avery/Penguin, 2004.

49. Built in Birth Control: How Too Much – Or Too Little – Body Fat Could Be Harming Your Fertility, A Special Report from Getting-Pregnant.com, http://www.getting-pregnant.com.

50. Linda Bradley, Menstrual Dysfunction, Cleveland Clinic, Center for Continuing Education, Disease Management Project, http://www.

clevelandclinicmeded.com/medicalpubs/diseasemanagement/womens-health/menstrual-dysfunction/.

51. Kristen Burgess. A 7 Part Natural Fertility Course, Getting-Pregnant, http://www.getting-pregnant.com.

52. Lisa Bianco-Davis. (September 20, 2005), Modern Baby Books: Full of Bad Advice Weston A. Price Foundation, http://wwwwestonaprice.org/childrens-health/modern-baby-books.

53. Guidelines of the American College of Obstetricians and Gynecologists for exercise during pregnancy and the postpartum period, British Journal of Sports Medicine, http://bjsm.bmj.com/cgi/content/full/37/1/6.

54. Weston A. Price Foundation. (January 10, 2004), Diet for Pregnant and Nursing Mothers, Weston A. Price Foundation, http://wwwwestonaprice.org/childrens-health/diet-for-pregnant-and-nursing-mothers.

55. What to Expect When You're Expecting by Arlene Eisenberg, Heidi E Murkoff & Sandee E Hathaway, BSN, Workman Publishing Company, 2002.

56. Dr. Kevin Lau D.C. (2010), Your Plan for Natural Scoliosis Prevention and Treatment, Health in Your Hands, Third Edition, Pg 77.

57. Sally Fallon and Mary G. Enig, PhD. (March 29, 2002), Vitamin A Saga, Weston A. Price Foundation, http://wwwwestonaprice.org/fat-soluble-activators/vitamin-a-saga.

58. Jane E. Brody. (October 7. 1995), Study Links Excess Vitamin A and Birth Defects, The New York Times, http://www.nytimes.com/1995/10/07/us/study-links-excess-vitamin-a-and-birth-defects.html.

59. Kenneth J. Rothman and et al. (November 1995), The New England Journal of Medicine: Teratogenicity of High Vitamin A Intake.

60. AAP News Room. (October 13.2008), New Guidelines Double The Amount Of Recommended Vitamin D, American Academy of Pediatrics, http://www.aap.org/pressroom/nce/nce08vitamind.htm.

61. Devereux G. Early life events in asthma – diet. Pediatr Pulmonol. 2007;42(8):663-73.

62. Hoogenboezem, T. Degenhart, H. J. De Muinck Keizer-Schrama, et al., "Vitamin D Metabolism in Breast-Fed Infants and their Mothers," Pediatric Research, 1989; 25: 623-628.

63. Ala-Houhala, M. Koskinen, T. Terho, A. Koivula, T. Visakorpi, J. "Maternal compared with infant vitamin D supplementation," Archives of Disease in Childhood, 1986; 61: 1159-1163.

64. American Academy of Pediatrics, Committee on Nutrition. "The prophylactic requirement and the toxicity of vitamin D," Pediatrics, March 1963; 512-525.

65. Standing Committee on the Scientific Evaluation of Dietary Reference Intakes and its Panel on Folate, Other B Vitamins, and Choline and Subcommittee on Upper Reference Levels of Nutrients, Food and Nutrition Board, Institute of Medicine. Dietary Reference Intakes for Thiamin, Riboflavin, Niacin, Vitamin B6, Folate, Vitamin B12, Pantothenic Acid, Biotin, and Choline. Washington, DC: National Academy Press (1998) pp. 196-305.

66. Kelly P, McPartlin J, Goggins M, Weir DG, Scott JM. Am J Clin Nutr. 1997;65(6):1790-5.

67. Zeisel, SH. The fetal origins of memory: the role of dietary choline in optimal brain development. J Pediatr. 2006;149:S131-S136.

68. Standing Committee on the Scientific Evaluation of Dietary Reference Intakes and its Panel on Folate, Other B Vitamins, and Choline and Subcommittee on Upper Reference Levels of Nutrients, Food and Nutrition Board, Institute of Medicine. Dietary Reference Intakes for Thiamin, Riboflavin, Niacin, Vitamin B6, Folate, Vitamin B12, Pantothenic Acid, Biotin, and Choline. Washington, DC: National Academy Press (1998) pp. 399-422.

69. Rees WD, Wilson FA, Maloney CA. Sulfur amino acid metabolism in pregnancy: the impact of methionine in the maternal diet. J Nutr. 2006;136(6 Suppl):1701S-1705S.

70. Brooks AA, Johnson MR< Steer PJ, Pawson ME, Abdalla HI. Birth weight: nature or nurture? Early Human Dev. 1995;42(1):29-35.

71. Crawford MA. Postgrad Med J 1980 Aug;56(658):557-62.

72. Al MD, van Houwelingen AC, Hornstra G. Am J Clin Nutr 2000 Jan;71(1 Suppl):285S-91S.

73. Dr. Kevin Lau D.C. (2010), Your Plan for Natural Scoliosis Prevention and Treatment, Health in Your Hands, Third Edition, Pg 126.

74. Dr. Kevin Lau D.C. (2010), Your Plan for Natural Scoliosis Prevention and Treatment, Health in Your Hands, Third Edition, Pg 145.

75. Dr. Kevin Lau D.C. (2010), Your Plan for Natural Scoliosis Prevention and Treatment, Health in Your Hands, Third Edition, Pg 180.

76. Dr. Kevin Lau D.C. (2010), Your Plan for Natural Scoliosis Prevention and Treatment, Health in Your Hands, Third Edition, Pg 89.

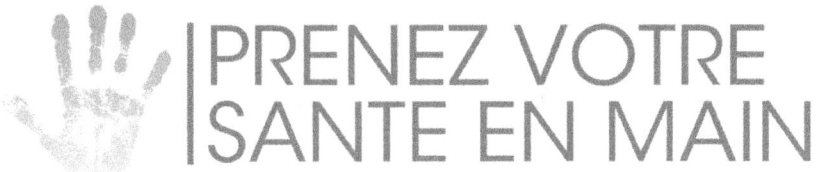

PRENEZ VOTRE SANTE EN MAIN

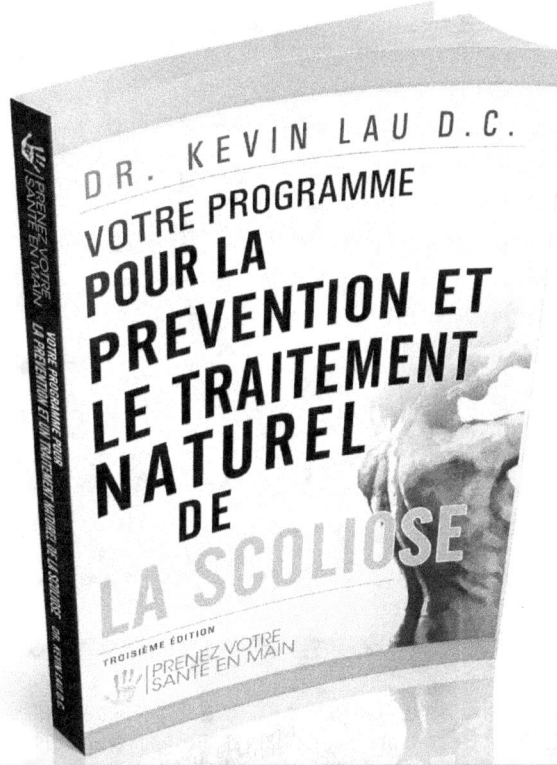

UN PROGRAMME DE
NUTRITION ET D'EXERCICES
COMPLETEMENT NATUREL,
SUR ET APPROUVE POUR
LE TRAITEMENT ET
LA PREVENTION DE
LA SCOLIOSE !

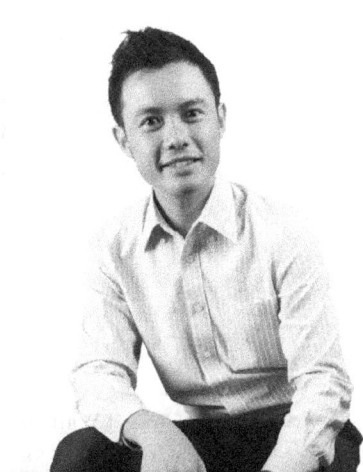

Dans ce livre, vous pourrez :

- Découvrir les dernières recherches réalisées sur les causes réelles de la scoliose.
- Découvrir comment le port du corset et la chirurgie se limitent à traiter les symptômes, sans s'attaquer aux causes de la scoliose.
- Discerner les traitements qui fonctionnent de ceux qui ne fonctionnent pas et apprendre pourquoi.
- Connaître les symptômes les plus courants chez les patients atteints de scoliose.
- Apprendre comment un dépistage de scoliose chez l'adolescent peut lui assurer une meilleure qualité de vie dans le futur.
- Apprendre pourquoi l'absence d'une bonne nutrition entraîne la maladie et affecte la croissance normale de la colonne vertébrale.
- Lire le seul livre publié dans le monde qui traite de la scoliose en contrôlant la façon dont les gènes liés à la scoliose s'expriment.
- Comprendre en profondeur le fonctionnement des muscles et des ligaments chez les patients atteints de scoliose.

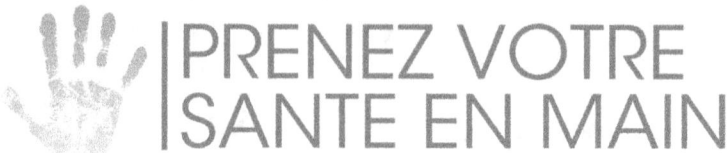

Le DVD Exercices pour la prévention et le correction de la scoliose est une sélection minutieuse des exercices que vous pouvez faire dans le confort de votre domicile pour faire reculer la scoliose.

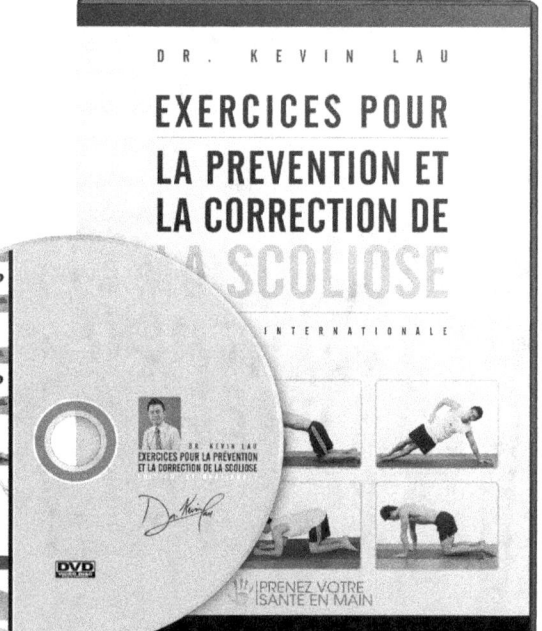

Divisé en trois sections simples à assimiler, le DVD vous fera passer par diverses étapes afin de commencer à reconstruire et à rééquilibrer votre colonne vertébrale. Les sections complètes couvrent tout, des étirements pour équilibrer votre corps à la Construction de votre centre, ainsi qu'un certain nombre de différents exercices d'alignement du corps qui ont tous été minutieusement conçus et sélectionnés par le Dr Kevin Lau.

Pour tous ceux qui souffrent de scoliose, les avantages principaux du DVD sont :

- Il offre une prolongation concise de 60 minutes du livre du Dr Lau portant le même nom, Votre programme pour une prévention et un traitement naturels de la scoliose.

- La section Equilibrer le corps du DVD explique en détail les techniques d'étirement correctes pour soulager la raideur chez les personnes atteintes de scoliose.

- La section Construire votre centre se concentre sur le renforcement musculaire qui donne de la stabilité à votre colonne vertébrale.

- Les exercices d'alignement du corps amélioreront l'alignement général de votre colonne vertébrale.

- Tous les exercices présentes sur le DVD sont adaptés pour une rééducation pré et post-opératoire en cas de scoliose.

- Sans risque, même pour ceux qui souffrent.

- Tous les exercices couverts dans Votre santé entre vos mains peuvent être pratiqués à la maison, et aucun équipement spécial n'est requis.

Livre de cuisine

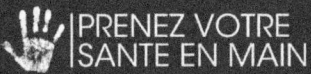
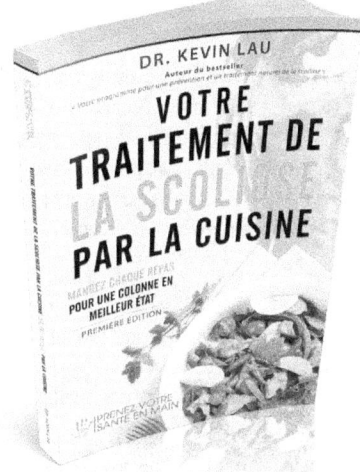

DR. KEVIN LAU
Auteur du bestseller

VOTRE
TRAITEMENT DE
LA SCOLIOSE
PAR LA CUISINE

MANUEL CHAQUE REPAS
POUR UNE COLONNE EN
MEILLEUR ÉTAT
PREMIÈRE ÉDITION

Renforcez votre colonne, un repas à la fois !

Le traitement de la scoliose demande une approche compréhensive, une qui restaurera l'alignement naturel de votre corps, en même temps qu'elle préviendra la dégénération inévitable due à l'âge.

« Votre traitement de la scoliose par la cuisine » – unique en son genre, le premier guide pour personnaliser votre régime avec plus de 100 délicieuses recettes qui renforceront votre colonne pour traiter votre scoliose ! Ce livre vous apporte les secrets surprenants, et qui ont fait leurs preuves dans le temps, de l'alimentation optimale pour la santé de la colonne sous forme d'un guide facile à suivre. Suivez simplement pas à pas les instructions pour trouver les aliments appropriés à vos métabolisme et gènes. Une fois cela accompli, la seule chose que vous ayez à faire est de choisir la recette de votre goût et les ingrédients suivant les résultats de votre Type de métabolisme.

Vous découvrirez :

- Réduire la douleur liée à la scoliose
- Augmenter la croissance et le développement de la colonne
- Renforcer vos muscles
- Détendre les muscles
- Équilibrer vos hormones

- Améliorer votre niveau d'énergie
- Prévenir la dégénération de la colonne
- Vous aider à atteindre la taille idéale de votre corps
- Renforcer votre système immunitaire
- Améliorer votre sommeil

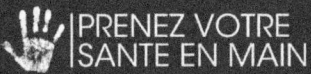
Le classeur

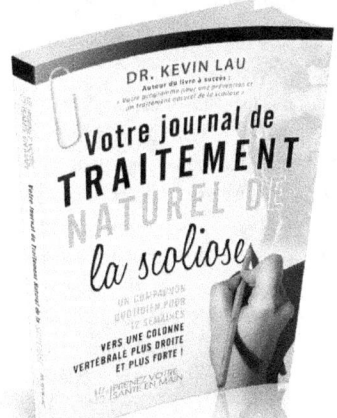

DR. KEVIN LAU
Auteur du livre à succès :
Votre programme pour une prévention et
un traitement naturel de la scoliose

Votre journal de
TRAITEMENT
NATUREL DE
la scoliose

UN COMPAGNON
QUOTIDIEN POUR
12 SEMAINES

VERS UNE COLONNE
VERTÉBRALE PLUS DROITE
ET PLUS FORTE !

PRENEZ VOTRE
SANTE EN MAIN

Surveillez vos progrès vers une pleine santé de votre colonne vertébrale !

Dans ce manuel compagnon du best-seller Amazon « Votre programme pour une prévention et un traitement naturel de la scoliose », le Docteur Lau vous offre les connaissances de bases qui vous seront nécessaires pour réussir votre programme de santé en 12 semaines.

Etape Un : Identifiez l'état de votre scoliose personnelle.

Etape Deux : Identifiez vos besoins nutritionnels unique et votre Metabolic Type

Etape Trois : Conservez votre motivation avec le programme d'exercices établi du Dr. Lau, qui inclut des tableaux d'exercices complets ainsi que des conseils de fitness.

Etape Quatre : Soyez concentré et inspiré en surveillant vos progrès jour après jour

Etape Cinq : Attendez et observez tandis que votre scoliose s'améliore, que votre douleur décroît et que votre dos se renforce

Pour plus d'informations sur le DVD, les Apps ou les livres veuillez vous rendre sur : www.HIYH.info

Le chirurgie

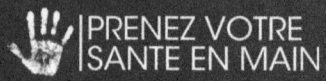
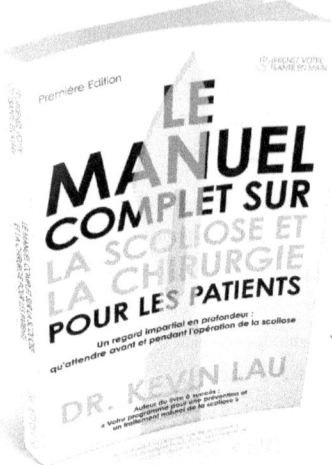

Un regard impartial en profondeur : qu'attendre avant et pendant l'opération de la scoliose

Une opération de la scoliose n'a pas besoin d'être une expérience problématique et pleine d'anxiété. En fait, avec la bonne connaissance et une information correcte, vous pouvez prendre en toute confidence et bien informé les décisions sur les meilleures options de traitement. Le dernier ouvrage de Dr. Kevin Lau vous aidera à découvrir des informations cruciales et actuelles qui vous guideront pour prendre les décisions au sujet de la santé de votre colonne vertébrale.

Vous découvrirez :

- **7 questions à vous poser** – La vérité est que, bien que la chirurgie soit appropriée pour certains patients, ce n'est pas nécessairement le cas pour tous. Considérez ces 7 simples questions pour vous aider à déterminer si la chirurgie est la meilleure option.

- **Les différents types de chirurgie de la scoliose** – Incluant comprendre les composants de la chirurgie comme pourquoi les broches posées dans votre corps pendant l'opération doivent-elle y rester.

- **Des histoires de la vie réelle** – Apprenez de plusieurs études de cas, les succès et les épreuves subies par les patients sur le chemin d'une vie normale et saine.

- **Comment évaluer** les risques associés avec les nombreux types de chirurgie de la scoliose.

- **Des astuces pratiques** – Comment vous permettre votre opération et comment choisir le meilleur moment, la place et le chirurgien.

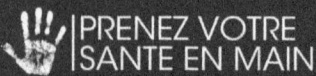
La grossesse

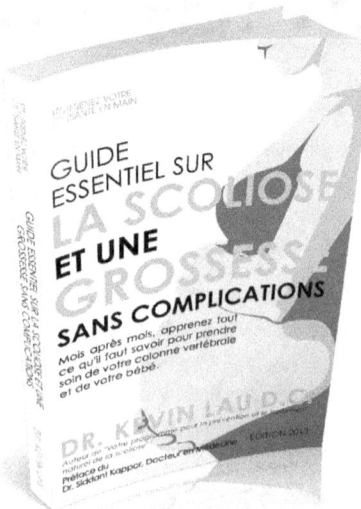

Guide complet et facile à suivre pour contrôler votre scoliose pendant une grossesse !

« Guide essentiel sur la scoliose et une grossesse sans complications » est un guide qui aborde mois par mois tout ce que vous devez savoir pour prendre soin de votre colonne vertébrale et de votre bébé. Le livre vous soutient et vous accompagne tout au long de ce voyage merveilleux vers la naissance d'un bébé en bonne santé.

Ce livre offre des réponses et des conseils professionnels pour les femmes enceintes qui souffrent de scoliose. Vous y trouverez de nombreuses informations pour faire face aux bouleversements physiques et émotionnels vécus au cours d'une grossesse si vous êtes atteinte de scoliose. De la conception à l'accouchement et après la naissance, ce guide vous accompagnera pour devenir l'heureuse et fière maman d'un bébé en pleine santé.

ScolioTrack

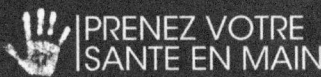

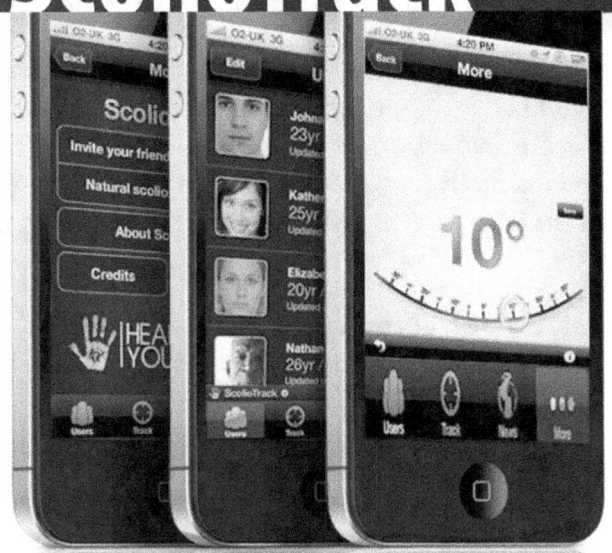

ScolioTrack est une manière sûre et innovante de suivre la scoliose d'une personne mois après mois en utilisant l'accéléromètre de l'iPhone et Android comme un médecin utiliserait un scoliomètre. Un scoliomètre est un instrument utilisé pour estimer le degré de courbure de la colonne vertébrale d'une personne. Il peut être utilisé pendant des examens de dépistage ou pour le suivi d'une scoliose, une malformation dans laquelle la colonne vertébrale se courbe de manière anormale.

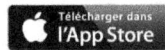 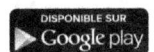

Fonctionnalités de l'application :

- Il peut être utilisé par de multiples utilisateurs et il enregistre les données de manière pratique sur l'iPhone pour des examens de santé ultérieurs.
- Il suit et enregistre l'angle d'inclinaison du tronc d'une personne, une mesure clé dans le dépistage et dans la planification du traitement de la scoliose.
- Il suit la taille et le poids d'une personne – idéal pour les adolescents en pleine croissance atteints de scoliose, ou les adultes qui font attention à leur santé.
- Il affiche les flux d'information récents sur la scoliose pour maintenir les utilisateurs informés et à jour.

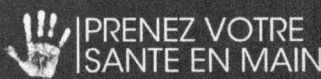

Le scoliomètre

Introduction d'un outil convivial pour depistage de la scoliose : une app pour scoliometre

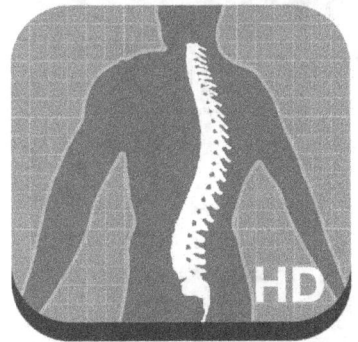

Le scoliomètre est un outil utile et très innovant destiné aux professionnels de la santé, aux médecins et à ceux qui veulent réaliser des bilans de la scoliose chez eux. Nous pouvons toujours vous fournir un remplacement très précis pour un prix beaucoup plus abordable. Les médecins et les professionnels de la santé qui cherchent un moyen simple, rapide et élégant pour mesurer la courbure de la colonne vertébrale peuvent utiliser cet outil précis. Les médecins ont utilisé le scoliomètre comme un outil efficace pour le dépistage de la scoliose pendant de nombreuses années, et maintenant vous pouvez le faire vous-même avec votre téléphone.

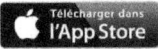 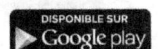

Pour plus d'informations sur le DVD, les Apps ou les livres veuillez vous rendre sur : www.HIYH.info

Restez informés des tous derniers conseils, nouvelles et informations du Dr Lau sur les médias sociaux. Rejoignez la page Facebook « Prenez votre santé en main » pour avoir l'opportunité de poser des questions au Dr Kevin Lau à propos du livre, de la scoliose en général, de l'App iPhone Scoliotrack et du DVD d'exercices.

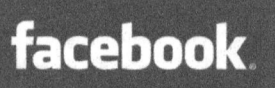 www.facebook.com/Scoliose

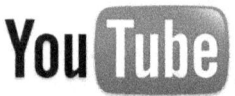 www.youtube.com/DrKevinLau

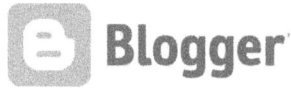 www.DrKevinLau.blogspot.com

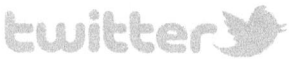 www.twitter.com/DrKevinLau

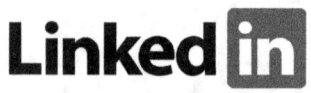 www.linkedin.com/in/drkevinlau/fr

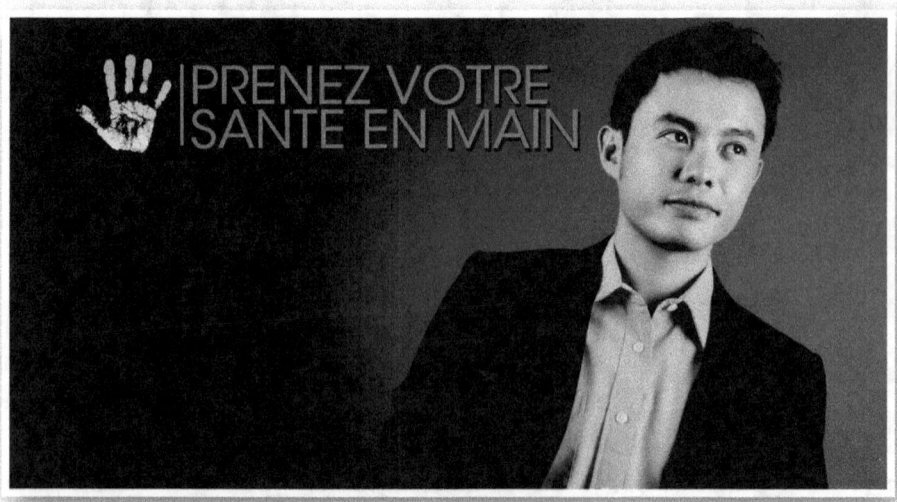

www.ingramcontent.com/pod-product-compliance
Lightning Source LLC
Chambersburg PA
CBHW070000300526
45794CB00001B/124